GOLDMANN
RATGEBER

Buch

Im Zuge der Rückbesinnung auf Naturheilmittel und alte Heilverfahren ist die schon seit dem Altertum bekannte Heilerde mit ihren äußerst wirksamen Kräften wiederentdeckt worden.

Heilerde wurde in Ägypten zur Mumienbalsamierung verwandt, für die alten Griechen war sie selbstverständliches Heilmittel, Mahatma Ghandi empfahl, sie zu essen, und auch Sebastian Kneipp heilte mit speziellen Erd- und Essigpackungen.

Man vermutet, daß nicht nur die vielen enthaltenen Mineralien, sondern auch die in Heilerde autark lebenden Mikroorganismen für ihre erstaunliche Heilkraft verantwortlich sind. Sie kann sowohl eingenommen wie äußerlich angewandt werden (Verbände, Packungen) und hilft bei den verschiedensten Krankheiten und Beschwerden (äußeren Verletzungen, Kopfschmerzen, Allergien, Arthritis, Abzessen, Hautausschlag, Menstruationsbeschwerden und vielen anderen). Ohne die lästigen Nebenwirkungen moderner pharmazeutischer und kosmetischer Mittel kann Heilerde auch zur Schönheitspflege eingesetzt werden – als rein natürliche, sanfte Kosmetik.

Autor

Michel Abehsera ist ein international renommierter Autor auf dem weiten Feld der Naturheilkunde. In Deutschland ist er mit seinem erfolgreichen Buch »Das makrobiotische Kochbuch« bekannt geworden.

Michel Abehsera

Heilerde – die natürliche Medizin

Das jahrhundertealte Gesundheits- und Schönheitselixier

GOLDMANN VERLAG

Originaltitel: The Healing Clay
Originalverlag: Citadel Press
Übertragen aus dem Amerikanischen
von Monika Paul und Erna Tom

Der Goldmann Verlag
ist ein Unternehmen der Verlagsgruppe Bertelsmann

Made in Germany · 7/88 · 1. Auflage

Umschlaggestaltung: Design Team München
Satz: IBV Satz- und Datentechnik GmbH, Berlin
Druck: Elsnerdruck, Berlin
Verlagsnummer: 10420
Lektorat: Michael Schaeffer · JJ
Herstellung: Ludwig Weidenbeck
ISBN 3-442-10420-3

Inhalt

Ich möchte in diesem Buch von der Heilkraft des Lehms berichten (ich bezeichne ihn hier als Heilerde oder einfach als Erde). Ich habe viele wunderbare Erfahrungen damit gemacht und möchte sie weitergeben.

Alles, was ich über Heilerde weiß, steht in diesem kleinen Buch, das die wichtigen Fragen zu diesem Thema beantwortet.

Der Leser sollte auch wissen, daß ich kein Arzt bin und daher keine verbindlichen Anweisungen geben kann, sondern lediglich persönliche Empfehlungen ausspreche.

Vorwort

Bis vor wenigen Jahren war Heilerde ein völlig unbekanntes Heilmittel. Es hat zwar schon immer Menschen gegeben, die Heilerde als Medizin genutzt haben. Über ihre Wirkung wurde jedoch kaum etwas publiziert, vielleicht weil es paradox erschien, daß »Erde« heilen kann. In meiner Heimat Marokko benutzten wir von jeher viele primitive Naturheilmittel, ohne daran zu glauben, daß die moderne Welt sie je akzeptieren würde.

Fast jedes Kind wußte, wie es eine Blutung zum Stillstand bringen konnte. Heute, da die moderne Medizin den Platz der alten Heilmethoden eingenommen hat, haben wir diese alten Methoden fast vergessen. Wir haben das vertraute Alte gegen das unbekannte Neue eingetauscht. Denn wer konnte schon wissen, daß die modernen Medikamente fast immer voller chemischer Substanzen sind, die der Gesundheit letztendlich mehr schaden? Manche Menschen waren sich der damit verbundenen Risiken bewußt, trotzdem ließen wir uns darauf ein. Verglichen mit der primitiven Art zu heilen, die viel Geduld und Erfahrung erfordert, erzielt die moderne Medizin schnelle und »saubere« Erfolge. Die Naturmedizin behandelt den Menschen als Ganzes, er muß am Heilungsprozeß aktiv teilnehmen und sich ganz dafür entscheiden; er kann nicht, wie in der modernen Medizin, dem Arzt die ganze Verantwortung überlassen. Heute wissen die meisten von uns nichts mehr von den altbewährten Heilverfahren. Die Skepsis überwiegt und macht die Abhängigkeit von der modernen Medizin um so größer, da diese scheinbar die Krankheiten schneller beseitigt. Weil die Medikamente ja von und für Menschen hergestellt und von Millionen eingenommen werden, so glauben viele, deshalb müßten sie auch gut für jeden einzelnen sein. Wenn sie schädlich wären, würden sie ja jedem schaden müssen.

So denken viele, die z. B. zuviel essen und danach lieber eine Pille schlucken, anstatt sich über ihre Eßgewohnheiten Gedanken zu machen; denn dies würde ein bewußtes Umgehen mit der Nahrung und manchmal sogar einen Verzicht darauf erfordern.

Die Fähigkeit, maßvoll zu essen, zeugt von Reife und ist ein Zeichen dafür, daß wir wahrscheinlich auch in anderen Lebensbereichen bewußt sein können. Der maßvolle Umgang mit allen Dingen des Lebens ist eine wichtige Voraussetzung für Zufriedenheit und Ausgeglichenheit.

Das andere Extrem zeigt sich bei Menschen, die nur von gesunder Ernährung reden und von ihrer Einstellung völlig beherrscht werden. Die Angst vor ungesundem Essen läßt sie dann schon Menschen ablehnen, die sich ihrer Meinung nach falsch ernähren. Weise ist derjenige, der hier den Mittelweg findet. Mit dieser Einstellung kann man fasten, ohne Schaden zu nehmen, oder aber auch gut essen, ohne sich dadurch schlecht oder schuldig zu fühlen.

Dieses Buch basiert teilweise auf den Arbeiten des französischen Naturheilpraktikers Raymond Dextreit. Ihm verdanke ich viele meiner Erfahrungen mit der Heilkraft der »Erde«. Raymond Dextreit, einer der bekanntesten Heilpraktiker Frankreichs, hat Heilerde in Frankreich erst bekannt gemacht. Die vielen Dankesbriefe, die er von Menschen, denen er damit geholfen hat, erhält, sind auch ein Beweis der ausgezeichneten Heilfähigkeit der »Erde«.

Raymond Dextreits Medizin ist einfach in der Anwendung, obwohl es ihn Jahre der Forschung und Praxis gekostet hat, den Stand seiner heutigen Erkenntnisse zu erreichen. Über dreißig Jahre hat er sich damit auseinandergesetzt und Hunderte von Büchern dazu studiert. In seinem Buch »Our Earth, Our Cure« zeigte sich sein immenses Wissen auf verschiedenen Gebieten der Medizin. Vielleicht wird manch einer den ausschließlich vegetarischen Anspruch von Raymond Dextreit ablehnen; dessen ungeachtet glaube ich jedoch, daß sein Buch über den menschlichen Organismus eines der bedeutendsten zu diesem Thema ist.

In meinem vorliegenden Buch habe ich Materialien sowohl aus alten wie auch neuen Quellen und eigene Erfahrungen verarbeitet.

Vorbehalte gegenüber Heilerde sind unnötig. Erst nach der Lektüre des ganzen Buches sollte sich jeder seine Meinung über Heilerde bilden.

Möge das Folgende helfen, die Schmerzen aller leidenden Menschen zu lindern.

Michel Abehsera

1.

Die Wunderkraft der Heilerde

Ich habe dieses Buch auf Wunsch vieler Menschen geschrieben, die nach einer praktischen und knappen Anleitung für den Umgang mit Heilerde suchten. In »Our Earth, Our Cure« wird zwar die Anwendung der Heilerde beschrieben, aber größtenteils beschäftigt es sich mit vegetarischer Ernährung, was wiederum viele Leser, die etwas über Heilerde erfahren wollen, nicht unbedingt interessiert. Mein Buch dagegen gibt den neuesten Stand über die Behandlung mit Heilerde wieder. Ich habe es so aufgebaut, daß der Leser mühelos und schnell findet, wonach er sucht.

Man muß nicht unbedingt Vegetarier sein, um die Wirkung der Heilerde zu erfahren. Jeder kann damit Erfolge erzielen, wenngleich eine gesunde Ernährung die langfristige Heilwirkung zusätzlich unterstützt.

Die vegetarische Ernährung mit Obst und Gemüse erhöht die reinigende Wirkung der Heilerde. Zuviel Stärke, Weißbrot, große Mengen von Fleisch, Käse, Kuchen und Fertigprodukten hemmen sie. Die meisten Krankheiten entstehen durch falsche Ernährung; das Blut verdickt sich und kann die Schadstoffe nicht schnell genug wieder abbauen.

Eine gute und ausgewogene Ernährung erhöht die Blutzirkulation und verhindert dadurch, daß sich bestimmte Schadstoffe im Körper festsetzen, die zu Krankheiten führen können. Jeder Vegetarier ist sich dessen bewußt.

Ich bin jedoch der Meinung, daß eine ausschließlich vegetarische Ernährung nicht Bedingung ist, um gesund zu bleiben. Man muß sich nicht strikt an einen Ernährungsplan halten, sondern offen sein für das, wonach der Körper verlangt. Eine gesunde Ernährung nur um der gesunden Ernährung willen kann Körper und Geist genauso einengen und unfrei machen wie permanente Völlerei.

Das ist jedoch keineswegs ein Freibrief dafür, sich seiner Verantwortung dem eigenen Körper gegenüber zu entziehen, nur weil es vielleicht etwas Mühe kostet, sich Gedanken über die richtige Ernährung zu machen. Unklug handelt sowohl der, der um keinen Preis auf seine schwere Kost verzichten mag, wie auch derjenige, der aus Angst um keinen Deut von seinem Diätplan abzuweichen bereit ist.

Es geht darum, ein Gleichgewicht zwischen diesen Extremen herzustellen. Das kann jedoch keine intellektuelle Entscheidung sein, sondern vielmehr nur eine ganzheitliche Lebenseinstellung, die ständig wächst. Sie wird durch viele Faktoren geprägt. Der wichtigste ist, sich über sein Lebensziel voll bewußt zu sein. Wenn ein Mensch sich sozial und spirituell engagiert, anderen hilft, wird er den materiellen *Dingen* im Leben nicht mehr so viel Bedeutung beimessen. Sich für andere Menschen zu engagieren, hilft, das Ego abzubauen, und das ist eine höhere Form von Gesundheit.

Wenn die Lektüre dieses Buches dazu führen sollte, daß Sie Ihre Ernährung umstellen auf Obst, Gemüse und Körner, so widerspricht das nicht dem vorhin Gesagten. Jeder muß irgendwo beginnen; eine gesunde und bewußte Ernährung ist und bleibt Voraussetzung für Heilung. Bei Krankheiten sollten wir auch auf die Kräfte der Natur vertrauen. Und es hat nichts mit Aberglauben zu tun, wenn wir uns darüber im klaren sind, daß jede Heilung ein kleines Wunder ist.

2.

Das Geheimnis der Heilkraft

Wir kennen Heilerde seit Tausenden von Jahren, aber wir wissen immer noch nicht genau, worin die Heilkraft besteht. Ein Heilpraktiker interessiert sich nur für ihre Wirkung, er fragt nicht nach den Hintergründen. Er ist zufrieden, wenn er mit ihr arbeiten kann, und glücklich über die Erfolge, die er mit ihr erzielt. Er ist immer wieder überrascht, wie schnell sie heilt. Und so geht es den meisten Menschen, die die Heilkraft der Erde erfahren haben; der wissenschaftliche Hintergrund interessiert sie nicht. Wissenschaftler, die das Geheimnis der Heilkraft der Erde erforschten, fanden in ihr viele Mineralien wie z. B. Kieselsäure, Aluminium, Magnesium, Titan, Eisen, Kalzium, Natrium, Kalium, Mangan und andere. Nun könnte die Tatsache, daß die Erde einige Mineralien enthält, ein Grund ihrer Heilwirkung sein; die Tatsache, daß sie Krankheiten so unterschiedlicher Art heilt, weist darauf hin, daß es noch andere Gründe als die in ihr enthaltenen Mineralien geben muß.

Immer wieder wurden Hypothesen aufgestellt, die zwar rationale Teilerklärungen für die an Wunder grenzende Heilkraft der Erde lieferten, aber keine vollständige Erklärung dieses Phänomens ermöglichten.

Der französische Heilpraktiker Raymond Dextreit, der Heilerde in Frankreich bekannt machte, sagte folgendes: »Eine der Besonderheiten der Heilerde beruht auf ihrer physikalisch-chemischen Beschaffenheit. Vom thermodynamischen Standpunkt aus betrachtet, müssen wir allerdings zugeben, daß es nicht die Erde als einzige Energiequelle sein kann, die solche Wunder vollbringt. Die Wirkung der Heilerde (in ihrer Ganzheit), ist viel bedeutsamer als es die Summe ihrer Einzelsubstanzen vermuten ließe. Wir können das behaupten, weil Erde lebendig ist.«

Der französische Wissenschaftler Louis Kervran, dessen Spezialgebiet die biologische Transmutation ist, berichtet von einer Krabbe, die im Lehm lebt: »Es ist seit langem bekannt, daß bestimmte Organismen sich im Lehm einnisten und darin überleben, ohne daß sie zusätzlich Nahrung von außen aufnehmen. Diese Tatsache beschäftigt Forscher seit langem... Die Niphargus-Krabbe zum Beispiel lebt ihm Höhlenlehm. Wenn man dieser Krabbe nun organische Stoffe wie z. B. Fleisch zuführt, verkümmert sie und stirbt. Sie stirbt auch, wenn sie nicht in feuchtem Lehm lebt. Es ist erwiesen, daß sie am besten in reinem Lehm, dem nichts zugefügt wurde, gedeiht. Die Forschung nahm deshalb lange Zeit an, daß die Krabbe sich ausschließlich von Lehm ernährt, was jedoch die Gesetze der Biochemie außer Kraft setzen würde. Es ist in der Tat so, daß der Lehm Mikroorganismen enthält, die zur Ernährung der Krabbe beitragen, indem sie Vitamine, Mineralien, Nitrogenium, Phosphor, Kalzium etc. bilden.«

Heilerde ist also ein lebendiger Nährboden, der Leben erzeugt und erhält. Dextreit sagt dazu: »Eine der Eigenschaften, die zur Heilwirkung der Erde beiträgt, ist ihre Radioaktivität. Diese Radioaktivität ist jedoch zu gering, um mit den üblichen Meßinstrumenten nachgewiesen zu werden... Diese Tatsache wird seit langem in Fachkreisen diskutiert, und die Meinungen vieler Wissenschaftler weichen stark voneinander ab, wenn von der Bedeutung der Radioaktivität in

Erde die Rede ist. Das Problem wird durch die unterschiedlichen Erdarten noch verstärkt.«

Es scheint, daß Erde neben anderen Eigenschaften die Fähigkeit hat, sowohl einen Mangel an Radioaktivität auszugleichen als auch ein Übermaß an Radioaktivität im Körper zu absorbieren. In einem Organismus, der lange Zeit radioaktiven Strahlen ausgesetzt war und daher stark radioaktiv verseucht ist, wird die Radioaktivität durch Erde absorbiert. Erde kann demzufolge zum Schutz des Organismus vor radioaktiver Strahlung beitragen. Dies wurde durch Laboruntersuchungen bestätigt. Jeder ist heutzutage vielen künstlich erzeugten Strahlungen und Substanzen – wie z. B. dem niederfallenden Staub nach einem Atombombenversuch in der Luft – ausgesetzt. Messungen mit dem Geigerzähler haben gezeigt, daß trockene Erde einen großen Teil dieser Umweltstrahlen absorbiert.

Die Heilkraft der Erde wird durch ihre eigene Radioaktivität erhöht; es lassen sich jedoch dadurch nicht alle Heilerfolge erklären. Immer mehr Menschen, sowohl Wissenschaftler als auch Laien, sind von ihrer Heilkraft fasziniert und suchen nach weiteren Erklärungen dafür. Die bisher gefundenen sind noch unbefriedigend dürftig und wecken deshalb immer mehr Neugier und Interesse.

Erde übt durch ihre negative Elektrizität eine Anziehungskraft auf positiv geladene Teilchen aus. Die meisten Giftstoffe im Körper sind positiv geladen und werden deshalb von Erde angezogen.

Ein Experte auf diesesm Gebiet hat es so begründet: »Die winzigen Teilchen der Erde bilden im Vergleich zum Volumen eine riesige Oberfläche und können so ein Vielfaches ihres Gewichts an positiv geladenen Teilchen aufnehmen.« Laut Robert T. Martin, Lehrbeauftragter der Universität

Minnesota und der Cornell-Universität sowie Mineraloge am Massachusetts-Institut für Technologie, verfügt ein Gramm Erde über eine Oberfläche von 800 Quadratmeter. Je größer die Oberfläche, desto höher ist die Aufnahmefähigkeit für positiv geladene Teilchen.

Der gleiche Bericht enthält auch einen wichtigen Hinweis zum Gebrauch der Heilerde. Erde soll, um die bestmögliche Wirkung im Körper zu erzielen, mit Flüssigkeit vermengt angewandt werden. Das ist auch der Grund, warum es keine Heilerde-Tabletten gibt.[1]

Im offiziellen Arzneimittelbuch der Vereinigten Staaten heißt es: »Im flüssigen Zustand sind die Teilchen der Erde negativ geladen und haben dadurch eine starke Anziehungskraft auf positiv geladene Teilchen. ... Zusätzlich zu den vielen äußeren Anwendungsmöglichkeiten der Erde wirkt sie – in flüssiger Form genommen – auch als Abführmittel.«

Der gleichen Untersuchung zufolge hat Erde keine chemischen Wirkungen auf den Körper. Ihre Wirkung ist rein physikalisch. Das trägt wiederum zum besseren Verständnis des Phänomens Erde bei. Denn die rechteckige Form der Erdteilchen ermöglicht ihre starke Wirkungskraft. Wären die Teilchen zum Beispiel rund, könnte viel weniger Energie ausgetauscht werden, weil alles, was rund ist, keine Ränder hat. Diese sind wiederum notwendig, um Energie aufzunehmen und abzugeben. Die eckige Form der Teilchen führt zu einem ständigen Energieaustausch. Die Radioaktivität macht den Austausch zwischen negativen und positiven Teilchen noch wirksamer. Gewiß ist dieser Austausch ein Grund mit für die heilende Wirkung der Erde. Dextreit sagt dazu: »Ein Teelöf-

1 Dextreit sagt jedoch, daß es möglich ist, kleine Kügelchen zu trocknen und sie ganz zu schlucken. Das gilt mit Sicherheit für den grünen Lehm; möglicherweise jedoch auch für andere Arten.

fel voll Erde kann ebenso einen bösartigen Furunkel wie auch eine Anämie heilen. Die Heilung des Furunkels ist durch die absorbierende Wirkung zu erklären, ... aber Anämie?«

Man kann über die Kräfte der Erde nur staunen. Ich kann sie zwar nicht gerade als *das* Allheilmittel überhaupt bezeichnen; es ist jedoch erstaunlich, welche Kraft in einem scheinbar leblosen Stück Dreck steckt.

Die absorbierende Wirkung

Die absorbierende Kraft der Erde ist außergewöhnlich. Dextreit entdeckte, daß rohe Eier, die mit Erde bedeckt waren, dreimal soviel Gewicht verlieren, als wenn sie offen gelagert werden, ohne daß die Schale beschädigt wird.

Vermischt man Erde mit übelriechenden Stoffen, verschwindet der Geruch nach und nach. Man kann Erde auch als Deodorant benutzen, weil sie Körpergeruch absorbiert. Erde in der Bettpfanne eines Kranken verhindert jeglichen Geruch der Ausscheidungen.

Erde kann giftige Ausscheidungen sowohl binden als auch absorbieren. Sie verfügt auch über eine bemerkenswerte Resistenz gegenüber chemischen Substanzen, nur ganz starke können ihre Wirkung mindern. Als »Bakterienkiller« kann sie sogar giftiges Wasser reinigen. Zum Beispiel hat Erde im Pariser Trinkwasser den unangenehmen Geschmack von Chlor beseitigt. Ihre Wirkung beschränkt sich nicht nur auf Gerüche; oral eingenommen zerstört sie bereits im Verdauungstrakt Giftstoffe und die bekannten lästigen Gase.

Dextreit betont, daß es ausreicht, Erde in die Nähe abgestandenen Wassers zu stellen, um schon in kürzester Zeit den fauligen Geruch zu beseitigen.

Erde ist reich an Enzymen, die sich nicht gegenseitig zerstören. Einige dieser Enzyme sind in der Lage, Sauerstoff zu binden, so daß das Blut gereinigt und gleichzeitig angereichert wird.

Die eben genannten Eigenschaften der Erde wirken zusätzlich zu den anfangs genannten: nämlich Stimulation, Umwandlung und Austausch von Energie. So wie jedes Teilchen eines Magnets die Eigenschaften des Ganzen in sich trägt, so hat auch jedes Teilchen der Erde eine bestimmte Masse an Energie von der mächtigen magnetischen Kraft der »großen« Erde. Dieser radioaktive Vorgang führt dem Organismus Kraft zu und hilft durch Energiefreisetzung, die Lebenskräfte wieder aufzubauen. Der Organismus verfügt über große Energiereserven, die nicht genutzt werden; Erde aktiviert sie.

Absorbierende Kräfte

Das bereits Gesagte reicht immer noch nicht aus, um die vielfältigen Wirkungen von Erde völlig erklären zu können. Ich kann nur immer wieder auf die vielen Heilerfolge hinweisen.

Raymond Dextreit lobt die absorbierende wie auch die adsorbierenden Kräfte der Erde. Die Giftstoffe im Gewebe werden erst absorbiert, dann neutralisiert und zuletzt ausgeschieden. Adsorption heißt Bindung und Ausscheidung der Giftstoffe in den Körperflüssigkeiten wie Blut, Lymphe und Galle. Diese Eigenschaften der Erde machen sie auch so nützlich für die Ölindustrie. Sie wird zur Reinigung von Treibstoff verwandt, ebenso in der Nahrungsmittelindustrie bei der Verarbeitung von Margarine, um verschiedene Rohmaterialien zu desodorieren. Auch bei der Verarbeitung von medizinischen Ölen wird Erde eingesetzt.

Erde mindert in großem Maße die schädliche Wirkung von Giftstoffen. Dextreit berichtet von einem bekannten Fall, der sich in Frankreich ereignet hat. Hunde waren vergiftet worden, überlebten aber, weil Erde in ihr Trinkwasser gegeben worden war.

Die Ernährungswissenschaftlerin Linda Clark bemerkt in ihrem kürzlich erschienenen Buch »The Best of Linda Clark«, daß der europäische Arzt Meyer-Camberg Erde zur Neutralisierung von Gift empfiehlt. Laut Dr. Meyer-Camberg hilft Erde sogar bei Arsen! Es genügt, einen Teelöffel Erde – aufgelöst in einem Glas Wasser – über einen Zeitraum von sechs Stunden stündlich zu sich zu nehmen, um wieder gesund zu werden.

Dextreit ist von der antiseptischen und antibiotischen Wirkung von Erde überzeugt, ohne daß er dafür eine Erklärung hätte. Wie alle natürlichen Arzneien wirkt Erde nicht nur auf eine oder mehrere bestimmte bakterielle Erkrankungen, sondern stärkt vielmehr die körpereigenen Abwehrkräfte. Indem die gute Erde im ganzen Körper wirkt, kann sie manchmal die Darmtätigkeit verlangsamen und zu Verstopfung führen. Dann empfiehlt es sich, auf abführende Kräuter wie Kreuzdorn, Sennesblätter, Rhabarber etc. zurückzugreifen.

Die Wirkung der Heilerde läßt zwar manchmal auf sich warten, dessen ungeachtet sind die Erfolge später sensationell. Die lebensnotwendigen und kraftvollen Eigenschaften der Erde schaffen die besten Voraussetzungen für die Abwehr vieler Krankheiten.

Es kann aber auch passieren, daß die Energiezufuhr sich so stark auswirkt, daß sie zu nervöser Überreaktion führt. Das Verborgene kommt dann zum Ausbruch, denn die Naturmedizin bringt viele Symptome zum Vorschein. Dies ist einer der sichersten Beweise für die Richtigkeit der Diagnose.

Erde neutralisiert stickstoffhaltige Abfallstoffe und scheidet Säuren aus, was zu einem ausgeglichenen pH-Wert des Blutes führt, der leicht basisch ist. Der Vegetarier ist weniger anfällig für Krankheiten, weil seine Nahrung hauptsächlich aus basischen Produkten besteht; gleichzeitig werden durch Muskelaktivitäten und durch Umwandlung von stickstoffhaltigen Abfallstoffen Säuren erzeugt, was dann zum notwendigen Gleichgewicht im Körper führt.

Aus Erfahrung weiß man, daß Erde ein Katalysator ist, der die Umwandlung und den Prozeß der Synthese begünstigt und damit zur besseren Verwendung der absorbierten Stoffe im Körper führt.

Wie ich schon erwähnte, machen all die guten Eigenschaften der Erde sie natürlich nicht zu einem Allheilmittel. Sie hilft nicht immer und nicht jedem. Es gibt jedoch zahlreiche andere Heilmethoden, denen man ebenso vertrauen kann wie der Heilerde.

Die Geschichte der Heilerde

Wie konnte diese Heilkraft so lange unbekannt bleiben? Oder irre ich mich da? – Wenn wir zurückschauen, entdecken wir, daß Erde bereits mehrere tausend Jahre lang von vielen Menschen benutzt worden ist, die ihren besonderen Eigenschaften, Fähigkeiten vertrauten.

Die Ägypter benutzten sie zur Mumifizierung ihrer Toten, weil sie wußten, daß sie reinigende Kräfte besitzt. Daher war es naheliegend, daß sie sie auch in anderen Lebensbereichen anwandten.

Auch die Ärzte der Antike zögerten nicht, sie zu gebrauchen, und viele, wie z. B. der Grieche Diskurides, waren von der ganz »außergewöhnlichen Heilkraft« der Erde überzeugt. Lange davor war ihre Anwendung bereits weit verbreitet durch den Araber Avicenna, den »König der Ärzte«, sowie den griechischen Anatom Galen, die beide voll des Lobes waren. Der römische Naturheilpraktiker Plinius der Ältere widmete ihr ein ganzes Kapitel in seinem Werk »Naturalis historia«, einer Naturgeschichte.

Viele nehmen an, daß die Menschen der Antike Erde nur deshalb benutzten, weil sie keine anderen und wirksameren Heilmittel hatten, so wie sie uns heute zur Verfügung stehen. Der Ruf der Heilerde ist in den letzten Jahren wiederhergestellt worden, und zwar in dem Maße wie die Erkenntnis wuchs, daß die Behandlung Kranker mit chemischen Medikamenten unter Umständen mehr Schaden als Nutzen stiften kann. Die großen deutschen Naturheilpraktiker Kneipp, Kuhn, Just, Felke und andere des letzten Jahrhunderts trugen zur Wiederentdeckung der Erde bei.

Pfarrer Kneipp verordnete seinen Patienten eine Mischung aus Erde und Essig für Packungen und Breiumschläge. In einigen westlichen Ländern wurde diese Behandlungsmethode beibehalten, jedoch zumeist nur bei Tieren angewandt; wenn eines ernsthaft krank war, wurde es in einen Umschlag aus Erde und Essig gewickelt.

Am Ende seines Lebens gab Kneipp seine sämtlichen dokumentierten Erfahrungen an Adolf Just weiter, der einen großen Beitrag zur Verbreitung der Behandlung mit Erde leistete und »Adolf Justs Heilerde«, auch »Luvos« genannt, berühmt machte. Zu Beginn unseres Jahrhunderts wandte es der Berliner Arzt Julius Stumpf erfolgreich zur Behandlung der asiatischen Cholera an.

Während des Ersten Weltkrieges hatte jeder russische Soldat 200 Gramm Heilerde in seiner Ration, und sie wurde dem

Senf einiger französischer Regimenter beigemengt, die dadurch von der Ruhr verschont blieben, die viele andere Regimenter dahinraffte.

In Dörfern, die wir als »primitiv« bezeichnen, weil die Menschen dort immer noch in direktem Kontakt mit der Natur leben, ist der Gebrauch der Erde selbstverständlich. Überall in der Welt finden wir Menschen und sogar ganze Stämme, die Erde essen... in Mexiko, in Indien (Mahatma Gandhi empfahl den Gebrauch der Erde), im Sudan, in Südamerika oder in den Dörfern am Meta und Rio Negro; sie formten kleine Kügelchen aus Lehm, trockneten und backten sie, um sie später zu verspeisen.

In Davos gründeten deutsche Ärzte ein bedeutendes Zentrum für die Behandlung Tuberkulosekranker, in dem die Patienten hauptsächlich mit Erde behandelt wurden; ihr Oberkörper wurde für eine Nacht lang in eine Packung aus heißer Erde gewickelt. Diese Behandlung galt damals als Wunderheilung.

Mit »Cutlers Erde« wurden in Frankreich Verbrennungen ersten bis dritten Grades geheilt. Heilerde wurde auch unter den Namen *Luvos*, »aluminiumhaltige Kieselerde«, »weißer Lehm«, »Balus« und anderen bekannt.

In neuerer Zeit wird Erde in Frankreich immer häufiger für therapeutische Zwecke eingesetzt und von immer mehr Menschen akzeptiert. Naturheilpraktiker behandeln Wunden und Geschwüre mit Aluminium; denn Heilerde besteht teilweise aus aluminiumhaltiger Kieselerde, die zur Heilkraft beiträgt.

Auch aufgrund von wissenschaftlichen Untersuchungen wird neuerdings der Gebrauch von bisher nicht anerkannten Heilmitteln, wie z. B. Sumpflehm, empfohlen. Er wird auf die Haut und die Hornhaut des Auges aufgetragen. Dieser Lehm enthält äußerst wirksame Bestandteile, die in der Lage sind,

Zellen zu erneuern und organisches Wachstum zu beschleunigen. Zellerneuerung kann nur mit Hilfe der Natur und ihrer Elemente stattfinden – kaum jedoch mit synthetischen Produkten.

Es besteht nur eine scheinbare Ähnlichkeit zwischen Heilerde und chemischen Arzneien. Der Unterschied ist beträchtlich. Jedes chemische Produkt ist eine tote Substanz, die alle Bakterien zerstört, sowohl die guten als auch die schlechten, die gesunden wie die kranken, die nützlichen wie die schädlichen. Die gefährlichen Bazillen werden zwar vernichtet, gleichzeitig aber auch die sich neu bildenden Zellen; das so behandelte Gewebe der Wunden und Geschwüre erneuert sich dadurch viel langsamer, als wenn es nicht behandelt worden wäre.

Wissenschaftler versuchten immer wieder, die Heilkraft des mineralienhaltigen Wassers zu erforschen. Sie entwickelten beispielsweise ein synthetisches Wasser, indem sie die chemischen Bestandteile des Mineralwassers kopierten. Die natürliche Radioaktivität konnte jedoch bisher nicht künstlich hergestellt werden, und somit kann man alle Experimente als gescheitert betrachten.

Es ist bisher niemals gelungen, durch chemische oder physikalische Mittel, Natur vollständig zu kopieren. Chemie und Physik sind nicht in der Lage, wirklich Leben zu erzeugen. Viele Methoden der modernen Wissenschaft glauben allerdings, diese Tatsache außer acht lassen zu können. Als Menschen müssen wir jedoch die Existenz vieler unlösbarer Probleme zur Kenntnis nehmen. Wir müssen beobachten, beweisen, anerkennen und auch unsere Grenzen sehen. Wir müssen Dinge akzeptieren, auch wenn wir ihre Ursache nicht verstehen. Heilerde wirkt auf weise Art – sie sucht sich die kranken Stellen aus. Eingenommen, ob durch Mund, After oder vaginal, wirkt Heilerde immer dort, wo sie gebraucht wird; sie nistet sich sozusagen ein, wenn nötig mehrere Tage lang, bevor sie schließlich den Eiter, das schlechte Blut usw. zusammen mit den Ausscheidungen abführt.

Angefangen bei der Verhinderung der Ausbreitung krankhafter Bazillen und Parasiten bis hin zur Beschleunigung der Neubildung gesunden Gewebes und gesunder Zellen ist Heilerde eine »lebendige« Medizin. Vor mehr als siebzehn Jahren schickte mich mein Arzt nach Chatel-Guyen, einer kleinen Stadt, die für ihre Heilquellen über ihre Grenzen hinaus bekannt war. Tagtäglich besuchten Menschen die verschiedenen Quellen, je nach Art ihrer Krankheit. Auch mir hat die Behandlung mit diesem Heilwasser sehr geholfen, ohne daß ich meine Eßgewohnheiten hätte ändern müssen.

Die Behandlung bestand aus einer innerlich angewandten Wasserkur und der »Erd«-Behandlung mit frisch gegrabenem Lehm. Wenn er aufgelegt wurde, war er so heiß, daß er die Haut fast verbrannte, obwohl ein Handtuch zwischen Haut und heißer Erde lag. Nach drei Wochen war ich wie neugeboren, geheilt von Darm- und Magenbeschwerden.

Die gleichen Beschwerden stellten sich ein Jahr später erneut ein, und leider war ich nicht in der Lage, an den wunderbaren Ort in Frankreich zurückzukehren.

Ich bin später auf eine ähnliche, fast dramatische Art geheilt worden, und zwar in Südfrankreich. Da ich weder über Geduld noch über die finanziellen Mittel verfügte, mich richtig zu ernähren, nahm ich hauptsächlich Milch, Bananen und Haferflocken zu mir, ab und zu gekochtes Gemüse wie zum Beispiel Auberginen, Paprikas oder Zucchinis. Diese Ernährung ist eigentlich nicht so schlecht, dennoch fühlte ich mich immer kränker. Aber der Süden, die Sonne und die Nähe des Strandes brachten mich auf eine Idee.

Jeden Tag suchte ich mir einen einsamen Fleck am Strand, bedeckte mich bis zum Hals mit heißem Sand und blieb so manchmal mehr als eine Stunde lang liegen. Nach drei Wochen fühlte ich mich von den Magen- und Darmbeschwerden, die mich so lange gequält hatten, völlig geheilt.

Vor drei Jahren, zu einer Zeit, als ich mich bereits mit den Heilmethoden Raymond Dextreits beschäftigt hatte, rief mich eine Frau an, die so starke Darmbeschwerden hatte, daß sie nicht mehr in der Lage war zu gehen. Sie hatte kein Mittel gegen ihre Beschwerden, außer – daß sie in der Nähe des Strandes lebte. Ich erinnerte mich daran, wie heißer Sand mir geholfen hatte. Es regnete dort, wo sie lebte, und ich riet ihr deshalb, den Sand in einen Behälter zu füllen und ihn im Backofen aufzuwärmen. Sie machte sich damit Bauchwickel, und nach mehrmaliger Anwendung war sie kuriert. Erst viel später erfuhr ich durch Dextreits Arbeit und durch andere Quellen von der Heilkraft der Erde und der Sandbäder, die ich intuitiv angewandt hatte. Wenn ich jetzt anderen von diesen Bädern erzähle, bekomme ich oft zu hören, daß diese Behandlungsmethode so alt ist wie die Menschheit.

Die Sandbehandlung

Nicht jeder, der schon einmal am Sandstrand gelegen hat und dabei den Sonnenstrahlen ausgesetzt war, weiß, daß der Sand, auf dem er ruhte, viel Heilkraft besitzt wie die Sonne und das Meer. Wir könnten sogar noch mehr Nutzen daraus ziehen, wenn wir uns ganz mit Sand bedeckten, also ein richtiges Bad darin nähmen.

Man weiß heute, daß Sand, insbesondere der Meeressand, radioaktive Elemente wie z. B. Uran enthält. So läßt sich auch die wunderbare Wirkung bei Knochenleiden erklären. Neben Knochenleiden wie Arthritis, Rheuma, Hexenschuß, Ischias und anderen Krankheiten dieser Art können auch Nierensteine, Rachitis, Gebrechlichkeit und Verkalkung mit Sand behandelt und geheilt werden.

Man braucht dazu nur trockenen Sand und Sonne; man gräbt sich in den Sand ein und bedeckt sich dann mit einer dicken Sandschicht. Den Kopf läßt man frei, schützt ihn eventuell mit einem Tuch oder einem Sonnenschirm vor der Sonne, wobei jedoch zu beachten ist, daß genügend Freiraum für die Luft zum Atmen bleibt.

Das Sandbad kann bei manchen Menschen zu Schweißausbrüchen führen; in diesem Fall sollte man sich unverzüglich mit neuem, trockenem Sand bedecken. Dieses Verfahren wird so lange wiederholt, bis die Schweißabsonderung von selbst aufhört.

Auf keinen Fall sollte man das Bad zu lange ausdehnen; man muß aufhören, bevor sich Müdigkeit und Kälte einstellen. Die Dauer des Bades kann mit jedem Mal um kurze Zeit ausgedehnt werden. Es ist ratsam, mit 10 bis 15 Minuten zu beginnen und die Dauer auf ein bis zwei Stunden auszudehnen; man kann ein Bad bis zu dreimal täglich nehmen. Keinesfalls jedoch nach den Mahlzeiten, weil dies zu unerwünschten Reaktionen führen kann.

Nach Beendigung eines Bades sollte man sich gründlich mit Wasser reinigen (am besten duschen) und sich dann im Schatten ausruhen, bevor man das nächste Bad nimmt oder sich der Sonne aussetzt.

Neben Sandbädern kann Sand als Wickel oder Umschlag angewandt werden, um entweder die Wirkung des Sandbades zu unterstützen oder als unabhängige Behandlung bei gleichen oder ähnlichen Leiden. Der Fluß- oder Meeressand wird dazu im Backofen oder in einer Pfanne erhitzt und dann in einen Stoffbeutel gefüllt. Der Stoffbeutel muß groß genug sein, um die zu behandelnde Fläche des Körpers ganz zu bedecken. Die ideale »Dicke« liegt bei drei Zentimeter. Der Sand sollte so heiß wie möglich aufgelegt werden und zwei bis drei Stunden lang an einer Stelle bleiben. Man kann die Behandlung beliebig oft wiederholen.

Die Art der Behandlung hat sich im Laufe der Jahrhunderte kaum verändert; der folgende Bericht des Griechen Herodot, übersetzt von Dr. Hector Grasset, ist mehr als zweitausend Jahre alt:

»Die Behandlung mit Sand hilft Menschen, die an Asthma, Lungenentzündung, Gicht, fortgeschrittener Lähmung, Wassersucht oder anderen chronischen Schmerzen leiden. Jeden, mit Ausnahme von Kindern, kann damit geholfen werden. Die Sommerzeit ist dafür am besten geeignet, ganz besonders die sonnigen Tage. Man hebe am Morgen des jeweiligen Tages drei Gruben in der Größe des Patienten aus und lasse den Sand trocknen. Der Patient sollte an diesem Tag nur ausgewogene Kost zu sich nehmen, und unmittelbar vor dem Bad sollte er einen langen Spaziergang machen. Wenn der Sand trocken und heiß ist, lege sich der Patient in die Grube, und man bedecke ihn mit möglichst viel Sand. Der Kopf des Patienten muß im Schatten liegen, um vor den Sonnenstrahlen geschützt zu sein. Man wähle die günstigste Lage: während der ersten Tageshälfte mit dem Gesicht nach Süden; während der zweiten mit dem Gesicht nach Norden. Das Gesicht des Patienten muß mit einem Schwamm, der zuvor in kaltes Wasser getaucht wird, abgetupft werden; wenn der Patient sehr leidet, tupfe man auch seinen Mund ab. Wenn er das Gefühl hat, nicht warm zu werden, oder wenn ihm der kalte Schweiß ausbricht, muß er es sofort sagen; sein Helfer muß ihn dann unverzüglich ausgraben und ihn in die nächste Grube legen. Wenn notwendig kann diese Prozedur je nach Leiden und individuellem Befinden des Patienten mehrmals wiederholt werden...

Patienten mit Asthma, Lungenentzündung, Bauchschmerzen oder Wassersucht müssen während des Sandbades eine leicht sitzende Position einnehmen; diejenigen mit Leberleiden, Darm- und Milzbeschwerden, Gicht, Lähmungen an Beinen und Füßen müssen aufrecht sitzend baden. Ganz zum Schluß wird der Patient vollständig mit Sand bedeckt, um die Entspannung im ganzen Körper zu gewährleisten. Die Behandlung nützt in jedem Falle auch den gesunden Teilen des Körpers, und sie ist auch Patienten zu empfehlen, die anschließend im kalten Wasser baden wollen. Neben die Grube sollte man Kabinen stellen und mehrere Eimer voll frischen Quellwassers sowie Badeanzüge, die die Patienten anziehen, wenn sie nicht mehr schwitzen; danach sollten die Patienten duschen oder mit Öl massiert werden...

Bei periodisch auftretenden Krankheiten sollte die Sandbehandlung mindestens 14 Tage lang, höchstens jedoch 21 Tage lang durchgeführt werden. Bei wassersüchtigen Patienten muß die Behandlungsdauer in Abstimmung mit dem Abklingen der Krankheit erfolgen. Wenn nach 21 Tagen ein ›toter Punkt‹ erreicht wird, muß die Behandlung zwei bis drei Tage lang unterbrochen werden.«

Der geheimnisvolle Lehm in Wyoming

Die nachfolgenden Berichte stammen von Ray Pendergraft und wurden von einer Gesellschaft für Heilerde verbreitet.

»Die Heilerde liegt nahe der Bergspitze am Big Horn Mountain in Wyoming. Hirsche und Elche äsen dort während der Nacht und hinterlassen ihre Spuren. Hier wurde die Heilerde ursprünglich entdeckt. Der Trapper Emil Pascal suchte nach geeigneten Plätzen für seine Winterfallen; er kam an das Ufer eines kleinen Sees und sah die etwas merkwürdig aussehende, weißliche, käseähnliche Substanz, die sich wie ein Erdwall erhob. Er bemerkte die Spuren von Elchen, Hirschen, Kojoten und Luchsen, die sich dort anscheinend in großer Zahl aufhielten.

Er legte dort seine erste Falle aus.

Als er zwei Tage später nach seinen Fallen sah, wühlte er mit seinen Händen in diesem weißen Lehm. Seine Hände waren durch den rauhen Wind und den Schnee aufgerissen und blutig. Er wollte seine Hände nicht in dem eiskalten Wasser des Sees waschen und entschloß sich, damit bis zur Rückkehr zu seiner Hütte zu warten. Als er sie dann später wusch, bemerkte er, daß die Wunden weit weniger schlimm waren als am Morgen; die Risse schienen abgeheilt und die Haut weicher. Er fragte sich, ob vielleicht der weiße Lehm etwas damit zu tun haben könnte.

Als er wieder an die gleiche Stelle kam, füllte er eine Tabakdose mit diesem ›weißen Zeug‹. Er behandelte damit seine Wunden, und schon nach kürzester Zeit waren sie völlig abgeheilt.

Während des darauffolgenden Sommers zäunte er einen Teil dieses Geländes ein und erzählte seinen Freunden von diesem ›Zeug‹, wie sie es damals nannten. Er ließ auch sie es ausprobieren. Bald danach verbreitete sich die Kunde von diesem wundersamen Mittel entlang den Westhängen des Big Horn.

Ein kleiner Junge in Ten Sleep – er hieß Carl Largent – hatte sich am Oberschenkel verletzt, und die Wunde wollte nicht heilen; der Oberschenkel schwoll an, wurde rot und fing an zu pochen. Die Schwellung schritt weiter voran, und der Schenkel verfärbte sich schließlich grünlich-lila. Sein Vater brachte ihn sofort zu einem Arzt in Worland. Der Arzt schüttelte nur den Kopf; der Vater hatte zu lange gewartet.

Das Bein war so schlimm geworden, daß der Arzt sagte: ›Der Wundbrand hat schon eingesetzt, und das Bein muß amputiert werden. Wenn Sie nur früher gekommen wären.‹

Aber Carls Vater wollte nichts davon wissen. ›Das Bein wird nicht amputiert!‹

Er brachte den Jungen wieder nach Hause. Sein Freund Pascal hatte ihm dieses seltsame Zeug gegeben und behauptet, es könne Wunden heilen. Er beschloß, es zu versuchen. Er rührte es mit Wasser an, bis eine dicke Paste daraus wurde, trug es auf den ganzen Oberschenkel auf und umwickelte ihn mit Tüchern. Nach kurzer Zeit fiel Carl in einen tiefen Schlaf. Während der Nacht hörte sein Vater ihn rufen: ›Mein Bein, mein Bein!‹

Der Vater wickelte das Bein aus und sah, daß die Schwellung stark zurückgegangen war. Freudig stellte er nochmals eine Paste her und trug sie auf das Bein auf.

Heute, Jahre später, ist Carls Bein völlig gesund, nur die Narben erinnern noch an die schreckliche Verletzung.

Als die kleine Joan Monday am Erntedankfest ihre Großmutter in Worland besuchte, verbrannte sie sich beide Hände am Herd. Sie schrie fürchterlich, und ihre winzigen Händchen waren mit riesigen Blasen bedeckt.

Großmutter war sofort mit dem Zeug aus den Bergen zur Stelle. Sie trug es auf die Innenfläche der Hände auf. Wie durch ein Wunder hörte das Kind auf zu schreien. Die Hände wurden verbunden, und bald danach lachte sie wieder. Sie spürte keinen Schmerz. Am darauffolgenden Tag waren die Blasen verschwunden und kaum noch Narben zu sehen. Joan gab nicht einmal einen Schmerzenslaut von sich, wenn man die roten Flecken auf ihren Händen berührte.

Die Kunde von diesem wundersamen Zeug verbreitete sich schnell in der ganzen Umgebung. Der Bauer Harvard hatte einen Sohn, der von einem ganzen Schwarm Bienen angegriffen worden war. Die Stiche hatten ihn vergiftet. Harvard behandelte ihn mit dem Zeug und schwor, daß dies seinem Sohn das Leben gerettet habe. Ein Arbeiter einer Bohrmannschaft verbrannte sich am Ölfeuer; das ›Zeug‹ wurde auch bei ihm angewandt. Seine Verbrennungen heilten schnell und ohne Komplikationen.«

Im gleichen Bericht finden wir weitere interessante Geschichten über die wunderbare Wirkung des Lehms. Ray Pendergraft zitiert in seinem Bericht einen Arzt: »Wir wissen nicht genau, was es ist, wir wissen jedoch, daß es mit Bakterien zusammenhängt. Ich habe das Gefühl, daß der Lehm ein natürliches Antibiotikum ist.«

Pendergraft fährt fort: »Ich möchte in meinem Bericht auf die interessanten Untersuchungsergebnisse der Stiftung Warentest der Vereinigten Staaten hinweisen. Sie behaupten zwar, daß Lehm so gut wie steril sei, führen jedoch gleichzeitig aus:

›Die Untersuchungen, die wir mit dem mineralhaltigen Lehm durchgeführt haben, lassen uns zu der Überzeugung gelangen, daß die Wirkung des Lehms weiter erforscht werden sollte. Wir sind auch überzeugt, etwas gefunden zu haben, was von außerordentlichem Interesse für die medizinische Wissenschaft ist.

Das betreffende Gebiet, in dem der Lehm vorkommt, erstreckt sich über 700 Morgen Land; die Lehmschicht ist zwischen 15 und 30 Zentimeter dick und liegt 30 bis 40 Zentimeter unter der Erdoberfläche. Die Lehmschicht ist feucht.

Obwohl nur begrenzte Untersuchungen vorgenommen wurden, haben die Ergebnisse unsere Erwartungen bei weitem übertroffen.

Hier einige Beispiele:

Ein Patient, der viermal täglich pulverisierte Heilerde einnahm, wurde von seinem Magengeschwür und seiner überschüssigen Magensäure in nur sieben Tagen geheilt.

Bei einem anderen Patienten wurde dessen Furunkel mit feuchten Heilumschlägen behandelt. Nach drei Tagen brach das Geschwür auf, und nach weiteren 48 Stunden bildete sich bereits Schorf. Die entnommene Gewebeprobe war steril.

Ein anderes Geschwür wurde mit trockenem Heilerdenpulver behandelt; nach 48 Stunden war es abgetrocknet, und bereits nach sieben Tagen bildete sich Schorf.

Aufgetragene Heilerdepackungen auf Hühneraugen und Hornhaut an den Zehen bewirkten das gänzliche Verschwinden schon nach einer zweimal drei Tage langen Behandlung.

Allergische Entzündungen, die mit Heilerde behandelt wurden, verschwanden nach sieben bis zehn Tagen.

Ein Umschlag auf jeder beliebigen Stelle des Körpers wirkt als Wärmekissen und fördert die Durchblutung der Haut.

Ein Umschlag auf verbrannter Haut im Gesicht und an den Armen, so zum Beispiel nach einer Verbrennung durch Kohle oder Wachs, linderte die Schmerzen innerhalb kürzester Zeit. Die verbrannte Haut verfärbte sich zwar rot, jedoch nicht schwarz; es bildeten sich auch keine Blasen wie nach der üblichen Behandlung. Die Heilerdeumschläge wurden täglich drei- bis viermal erneuert.

Schuppenflechte, die mit Heilerdelösung behandelt wurde, verschwand nach mehrmaliger Anwendung völlig.

Auf entzündete Zitzen von Milchkühen aufgetragen, verhalf die Heilerde zum schnellen Abheilen.

Als Gesichtsmaske läßt Heilerde Pickel nach kürzester Zeit verschwinden und macht die Haut weich und samtig.

Ekzeme an Händen, die jahrelang mit ›allem möglichen‹ behandelt worden waren, besserten sich bereits nach wenigen Tagen, und die Hände waren nach einer Woche geheilt.

Hautausschlag bei Babys, der durch Windeln hervorgerufen worden war, verschwand über Nacht.

Rotangelaufene Augen waren bereits nach anderthalb Tagen wieder klar.

Ein feuchter Umschlag, getränkt mit Heilerdelösung, beruhigt übermüdete und überanstrengte Augen ohne schädliche Nebenwirkungen.

Mit den geringen Mitteln, die uns zur Verfügung standen, konnten wir die Tests nicht so fortsetzen, wie wir es uns vorgestellt hatten und wie das Material es erfordert hätte. Wir erwarten zwar keine ›Wunder‹, aber hier haben wir etwas entdeckt, was auf den Körper so einwirkt, daß er geheilt wird; wir wissen jedoch nicht, was es ist, spüren nur, daß es viel mehr Menschen vermittelt werden sollte.

Wir glauben, daß die Heilerde als staphylokokkentötendes Mittel eingesetzt werden kann und daß sie etwas enthält, das in der Lage ist, Schmerzen fast unmittelbar zu lindern...

Als Mitbesitzer der Mine, in der die Heilerde gewonnen wird, bin ich fest davon überzeugt, daß sie in der ganzen Welt bekannt gemacht werden sollte. Früher oder später wird das auch geschehen.«

3.

Krankheitsfälle und ihre Heilung

Magengeschwür

Eine bekannte Persönlichkeit litt seit mehr als zwanzig Jahren unter Magengeschwüren. Er war deswegen mehrere Male im Krankenhaus gewesen, das letzte Mal vor einem Jahr. Er blutete so stark, daß die Ärzte eine Operation in Erwägung zogen. Eines Tages erinnerte er sich plötzlich daran, daß ein Freund ihm erzählt hatte, daß Heilerde ihn von seinen Schmerzen befreien könne.

Er lag jedoch in einem Krankenhaus in New Jersey, vierzig Kilometer von seinem Freund entfernt. Er bat daher seine Frau, nach New York zu fahren, um die Heilerde von seinem Freund zu holen. Seine Frau schmuggelte sie in das Krankenhaus und gab sie ihrem Mann, der sich schon nach dreimaliger Einnahme besser zu fühlen begann. Zwei Tage später konnte er das Krankenhaus verlassen, und am darauffolgenden Tag ging er wieder zur Arbeit.

Ein anderer wiederum, der auch seit zehn Jahren an Magengeschwüren litt, nahm Heilerde in Form von Zahnpasta, weil er sie in Pulverform nicht zur Verfügung hatte. Nach zwei Tagen waren die Schmerzen verschwunden. Er nahm jedoch noch weitere zwei Wochen Heilerde ein, um sicherzugehen, daß die Schmerzen nicht wieder auftreten. Und auch heute noch, wenn er sich z. B. ungesund ernährt oder viel

Streß erlebt hat, nimmt er Heilerde ein, und seine Beschwerden verschwinden.

Akne

Ein dreißigjähriger Mann litt seit mehr als fünfzehn Jahren an einem unangenehmen Hautausschlag. Die Akne war so stark, daß sie bereits an Abszesse erinnerte. Sein Gesicht war bis zum Haaransatz mit Pickeln übersät. Er fühlte sich so entstellt, daß er weder eine Arbeit annehmen konnte noch Lust hatte, das Haus zu verlassen.

Er begann Heilerde sowohl oral einzunehmen als auch Masken anzuwenden. Außerdem änderte er seine Ernährungsweise; beides zusammen ließ die Akne in kürzester Zeit verschwinden. Nach einem Monat war sein Gesicht rein. Danach verschlechterte sich die Haut immer dann, wenn er sich nicht gesund ernährt hatte. Da er nun aber die richtige Heilmethode kannte, dauerte es höchstens ein bis zwei Wochen, um wiederauftretende Akne zu kurieren.

Bandscheibenvorfall

Herr J. litt an Ischias, und es fiel ihm schwer, überhaupt aufzustehen und zu gehen. Er zog einen Akupunkteur und zwei Knochenchirurgen zu Rate, die ihm alle zur Operation rieten.

Statt dessen entschloß er sich, Heilerdepackungen aufzulegen, und zwar zweimal täglich und einmal bei Nacht. Er nahm zusätzlich kalte Hüftbäder. Er trank Heilerdewasser und einen kalkbildenden Sud. Diese Behandlung führte er zwei Monate lang regelmäßig durch. Nach drei Monaten konnte er eine spürbare Besserung wahrnehmen, und bald danach fühlte er sich wieder gesund. Er nahm auch weiterhin

Heilerde ein, um seine wiedererlangte Gesundheit zu erhalten.

Doppelter Leistenbruch

Ein fünfunddreißigjähriger Mann hatte einen doppelten Leistenbruch; einen acht Jahre alten und einen zwei Jahre alten. Man verordnete ihm, Heilerdepackungen auf den Unterleib während der Nacht aufzulegen. Am Morgen legte er eine neue Packung auf. Nach etwa acht Wochen war der acht Jahre alte Leistenbruch völlig verheilt, und der zweite begann zu heilen.

Entzündungen des Ohres

Ein dreijähriger Junge litt unter einer starken Ohrenentzündung, so daß der Arzt den Eltern zur unverzüglichen Einnahme von Antibiotika riet. Der Vater lehnte das jedoch ab und zog einen Freund zu Rate, der viel über Heilerde wußte; dieser empfahl ihm, zwei bis drei Packungen pro Tag hinter das Ohr zu legen. Nach zwei Tagen hatte das Kind keine Schmerzen mehr. Die Behandllung wurde noch zwei Tage lang fortgesetzt, um sicher zu sein, daß die Entzündung völlig abgeklungen war.

Augenverletzung

Bei einem Unfall wurde das Auge eines Patienten von einer herunterfallenden Kurbel getroffen. Die Hornhaut platzte, die Iris verschob sich, und Glassplitter der Brille setzten sich in der Wunde fest. Sofort wurden Heilerdepackungen auf das Auge gelegt und stündlich erneuert. Schon am Tag danach begann die Wunde zu heilen. Nach drei Wochen hatte sich die

Hornhaut erneuert, und nach weiteren drei Monaten hatte der Patient seine volle Sehfähigkeit wiedererlangt. Ein operativer Eingriff war nicht nötig gewesen.

Magengeschwür nach mehrmaliger Magenschleimhautentzündung

Ein fünfunddreißigjähriger Priester wurde 1938 an einem Magendurchbruch, der durch ein Zwölffingerdarmgeschwür verursacht worden war, operiert. Als Folge der Operation stellte sich eine Bauchfellentzündung ein. Zwei Jahre später fing das Magengeschwür wieder an zu bluten, und er litt gleichzeitig unter starken Schmerzen. 1942 wurde er ein zweites Mal operiert. Im November 1952 stellten sich die alten Schmerzen und Blutungen erneut ein. Er verlor seinen Appetit, wurde immer schwächer, fand kaum noch Schlaf und litt unter sehr starken Schmerzen. Ein dritter Operationstermin wurde festgesetzt.

Zu jener Zeit las der Priester die französische Ausgabe des Werkes von Raymond Dextreit über Heilerde. Er beschloß sie auszuprobieren. Die Wirkung der Heilerde begann sich Ende September 1953 bemerkbar zu machen. Ende Januar 1954 fühlte er bereits eine merkliche Besserung seines Zustandes, und einen Monat später waren die Schmerzen verschwunden und das Magengeschwür abgeheilt. Die Heilung war ein voller Erfolg.

Venenentzündung

Eine ältere Patientin litt sehr unter einer Venenentzündung. Nach langem Zweifeln entschloß sie sich, die Venenentzündung mit Heilerdepackungen zu behandeln. Die Entzündung ging zurück, und das Bein schwoll völlig ab. Die Patientin war selbst völlig erstaunt darüber, denn sie hatte mit dieser Behandlungsmethode ohne innere Überzeugung begonnen.

Heilerde war ihre letzte Hoffnung gewesen.

Wirbelverrenkung

Die Behandlung mit Heilerde half einer Patientin ihre Halswirbelverrenkung loszuwerden. Sie ist jetzt in der Lage, den Kopf wieder zu bewegen, und diesbezügliche Arztbesuche erübrigten sich.

Hüftrheuma

Ein Patient, dem der Arzt bereits eine Hüftoperation angekündigt hatte, konnte dank Heilerde diese Operation umgehen. Seinen ersten Anfall erlitt er mit siebenunddreißig Jahren. Die Ärzte standen vor einem Rätsel, vor allem, weil der Patient noch so jung war. Aber sie konnten ihm nicht helfen. So mußte er mit ansehen, wie die Krankheit immer weiter fortschritt bis zu dem Stadium, an dem eine Operation unvermeidlich schien. Zu jenem Zeitpunkt hörte er zum ersten Mal von Heilerde und anderen Naturheilverfahren. Er wandte die Heilerdepackungen jede Nacht an.

Anderthalb Jahre später, nachdem er die ganze Zeit über frei von Schmerzen gewesen war, ließ er sich erneut röntgen. Die Röntgenaufnahme ließ keine vorausgegangene Krankheit erkennen, und die Ärzte zweifelten daran, daß der Patient überhaupt jemals krank gewesen war.

Grauer Star

Eine 82jährige alte Dame hatte sich schon mit dem Gedanken an eine Operation abgefunden. Sie entschloß sich dennoch, vorher Heilerdepackungen aufzulegen. Seit einem Jahr ist sie beschwerdefrei. Die Heilung wurde der Patientin vom Augenarzt bestätigt.

Muttermal

Das Muttermal im Gesicht einer Patientin wurde immer größer. Nach Monaten unregelmäßiger Behandlung mit Heilerde verschwand das Muttermal bis auf einen kleinen braunen Fleck, den man als Schönheitsfleck bezeichnen könnte.

Mandelentzündung

Ein Patient hatte Mandelentzündung und sehr hohes Fieber. Der Arzt verschrieb ihm Antibiotika. Anstatt diese jedoch einzunehmen, legte der Patient weiterhin Heilerdepackungen auf, so wie er es schon seit Tagen getan hatte. Das Fieber sank, und nach fünf Tagen fühlte er sich wieder gesund. Zur Vorbeugung trank er weiterhin täglich Heilerdewasser und legte Heilerdepackungen auf seine Leber.

Schlüsselbeinverrenkung

Eine Frau schrieb, daß ihr Sohn sich durch einen Sturz vom Fahrrad das Schlüsselbein verrenkt hätte. Drei Monate lang legte sie ihm jede Nacht Packungen auf die verletzte Stelle. Das Schlüsselbein renkte sich langsam wieder ein. Später sagte sie: »Ich muß zugeben, daß ich sehr skeptisch war und nicht geglaubt habe, daß das Schlüsselbein sich wieder einrenken würde.«

Amöbenruhr

Die Ernährungswissenschaftlerin Linda Clark erzählt in ihrem kürzlich erschienenen Buch »Das Beste von Linda Clark« in dem Kapitel »Haben Sie Heilerde schon mal versucht?« die folgende Geschichte:

»Eine Freundin erkrankte als kleines Kind an Amöbenruhr. Da nichts zu helfen schien, verschrieben die Ärzte ihr schließlich die stündliche Einnahme eines Teelöffels Tee und weiter gar nichts. Für ein fünfjähriges Mädchen war das eine große Zumutung, aber die Ärzte bestanden darauf, die Ruhr sozusagen »auszuhungern«. Als die Mutter schließlich erkannte, daß das Kind kurz vor dem Verhungern war, verzichtete sie auf die Anweisungen der Ärzte und übernahm selbst die Verantwortung. Sie fütterte ihre Tochter mit Heilerdebrei, und innerhalb kürzester Zeit war die Ruhrkrankheit ausgeheilt.«

Mononukleose (Pfeiffer-Drüsenfieber)

Ein fast dreißigjähriger Mann erkrankte an Mononukleose. Man riet ihm, sich wenigstens ein Jahr lang keinerlei Anstrengungen auszusetzen, wolle er jemals geheilt werden. Er trank eine Woche lang Heilerdewasser und fühlte sich zusehends besser. Sogar Kenner der Heilerde staunten über diese rasche Genesung.

Tumor

Eine meiner persönlichen Bekannten litt monatelang an ständigen Blutungen, verursacht durch einen Tumor von der Größe einer Orange. Sie sah keinen anderen Ausweg als eine Operation.

Ungefähr drei Wochen vor der Operation begann sie, Heilerdepackungen auf ihren Unterbauch zu legen. Sie brauchte sich danach nicht mehr operieren zu lassen, da der Tumor in den Uterus gewandert und dann ausgeschieden worden war.

Verbrennungen

Eine Frau hatte schwere Verbrennungen; sie behandelte diese acht Tage lang mit Heilerdewickeln, und zwar mit drei Umschlägen über vierundzwanzig Stunden verteilt. Zwei während des Tages und einer während der Nacht. Bis auf eine kleine Narbe ist von diesen schweren Verbrennungen nichts zurückgeblieben.

Beinverletzung

Ein Journalist schrieb folgendes: »Vor sechs Monaten fiel ein Freund vom Fahrrad und verletzte dabei sein Schienbein. Ich empfahl ihm Heilerdepackungen. Seine einzige Antwort war ein ungläubiger Blick.

Fünf Monate später besuchte er mich wieder, und sein Bein war immer noch in einem schlimmen Zustand. Er hatte es, wie vom Arzt verordnet, mit Salben und Verbänden behandelt. Er war damals sehr beunruhigt, und ich gab ihm meinen alten Rat. Er war einverstanden, und ich verabreichte ihm sofort Heilerde (ich habe immer vorbereitete da). Und das Wunderbare, das ich erwartet hatte, traf auch wirklich ein.

Eineinhalb Monate später war alles gut verheilt. Bis auf eine kleine bläuliche, aber schmerzlose Narbe ist nichts mehr zu sehen.«

Brustkrebs

Eine an Brustwarzenkrebs erkrankte Patientin hatte sich eine Brustwarze durch Operation entfernen lassen müssen. Danach wurde sie bestrahlt, doch die Knötchen bildeten sich erneut an der anderen Brustwarze (keine ungewöhnliche Erscheinung, denn die Entfernung eines Tumors bedeutet noch lange nicht seinen Stillstand). Eine zweite Operation wurde vereinbart, und die Überlebenschance wurde als gering angesehen.

Die Patientin beschäftigte sich mit Naturmedizin; sie änderte ihre Ernährungsweise, trank Lebertees und behandelte ihre Brustwarze und die Knötchen mit Heilerdepackungen. Ihr Zustand besserte sich langsam. Unglücklicherweise wurde sie auch noch das Opfer eines Autounfalls und mußte in Gips liegen, da ihre Wirbelsäule angebrochen war. Der Arzt erlaubte jedoch, daß man ihr ein »Fenster« in den Gips schnitt, um auf diese Stelle Heilerdepackungen auflegen zu können.

Seit fast zehn Jahren benutzt die Patientin nun Heilerde, und um ihren Gesundheitszustand beneiden sie viele.

Ohrenkrebs

Ein achtundsiebzigjähriger Patient hatte Ohrenkrebs, weshalb er schon einmal operiert worden war. Der von ihm aufgesuchte Spezialist deutete diesen Rückfall als Vorzeichen für das unvermeidliche Ende; alle medizinischen und operativen

Behandlungen hatten sich als Fehlschläge erwiesen. Der Patient wandte sich der Heilerde zu.

Die wiederholten Anwendungen mit Heilerde am Ohr bewirkten die Absonderung von Eiter und schwarzem Blut. Nach achtmonatiger Behandlung bildete sich neues Gewebe, und der Tumor verschwand endgültig. Zwei Jahre nach der schlimmen Prophezeiung lebt der Patient heute noch immer ohne Beschwerden.

Schnittverletzungen

Eine Frau hatte sich bei der Küchenarbeit eine böse Schnittwunde am rechten Daumen zugezogen. Sie legte sofort einen Heilerdeumschlag auf die Wunde. Die Blutungen kamen unverzüglich zum Stillstand. Sobald die Heilerde trocken war, erneuerte sie den Umschlag. Nach acht Tagen war der Schnitt verheilt und ihr Daumen wieder voll bewegungsfähig.

Fingerquetschungen

Eine Freundin quetschte sich einen Finger in einer Tür ein. Unglücklicherweise dachte sie nicht sofort an Heilerde und verbrachte so eine schlimme Nacht. Am nächsten Morgen behandelte sie den Finger mit Heilerde, und bereits nach 48 Stunden ließ der Schmerz nach.

Ihre Tochter, eine Krankenschwester, die sich den schwarzen und geschwollenen Finger Tage später ansah, riet ihr, ihn aufschneiden zu lassen und Antibiotika zu nehmen. Die Mutter zog jedoch die weitere Behandlung mit Heilerde vor. Ihr Nagel fiel zwar ab, doch schon nach kurzer Zeit wuchs er nach, und der Finger war geheilt.

Fingerverletzung

Ein siebzehnjähriger Junge schnitt sich mit der Sense in seinen linken Zeigefinger. Der Schnitt war so tief, daß die Fingerkuppe nur noch durch die Haut gehalten wurde.

Bereits zwanzig Minuten später wurde der Finger mit einem Heilerdeumschlag umwickelt, der zwei Tage lang Tag und Nacht erneuert wurde. Ein Desinfektionsmittel wurde nicht benutzt. Um das Nässen der Wunde zu verhindern, wurde ein Zwiebelhäutchen (das sich zwischen den Schichten der Zwiebel befindet) als natürliches antiseptisches Mittel um den Finger gewickelt. Von Zeit zu Zeit wurde der Finger der Luft ausgesetzt.

In kurzer Zeit bildete sich Schorf; nach kaum zwei Wochen war der Finger wieder angewachsen und die Wunde verheilt.

4.

Heilerde – früher und heute

Die Behandlung mit Erde ist so primitiv und einfach, wie sie klingt. Die moderne Medizin behandelt alle Krankheiten nach dem gleichen Muster; für jede Krankheit gibt es die entsprechenden Arzneien; dadurch verhindert sie das Nachdenken und die Beschäftigung mit der eigenen Krankheit und letztlich die Selbstheilung mit Naturheilmitteln. Es freut mich, daß heute immer mehr Menschen die Erde und ihre Heilkraft wiederentdecken. Die Erde und alles, was sie hervorbringt, ist das Wichtigste, was wir haben. Die im folgenden beschriebenen Heilungserfolge mit lebendiger Erde zeigen ihre große Bedeutung sowohl in bezug auf Krankheiten als auch in anderen Lebensbereichen.

Lehmbäder

Immer mehr Kurheime und Krankenhäuser verwenden Lehm mit seinem hohen Mineralgehalt. Ich kann das nur begrüßen, und vielleicht wird inzwischen auch schon mancher Leser mir darin beipflichten. Selbstverständlich trägt eine ausgewogene Ernährung zusätzlich zum Heilerfolg bei.

Sollten Sie nicht die Möglichkeit haben, eine Kur zu machen, empfehle ich Ihnen Lehmbäder zu Hause zu nehmen.

Wenn Sie über einen Garten verfügen, graben Sie ein Loch,

das groß und tief genug ist, um sich hineinzulegen, und füllen dies mit Lehm. Um sich vor Kälte zu schützen, sollte man diese Bäder nur in der Sommerzeit nehmen, denn nur dann kann der Lehm durch die Sonne erwärmt werden.

Sie können diese Bäder auch im Hause in einem Holzbottich oder einer Zinkwanne nehmen, aber nie in der Badewanne, da der Lehm den Abfluß verstopfen würde. Geben Sie soviel Wasser zum Lehm, bis er dickflüssig ist. Das Bad kann mehrere Male benutzt werden. Man muß nur jedesmal etwas Wasser hinzufügen, und zwar je nach Bedarf warmes oder kaltes Wasser.

Beginnen Sie mit fünf bis zehn Minuten, und dehnen Sie das Bad dann langsam auf fünfzehn bis zwanzig Minuten aus. Wenn Sie müde werden sollten, baden Sie nur jeden zweiten Tag oder auch nur zweimal die Woche. Nach einem Monat sollten Sie mit den Bädern einen Monat lang aussetzen.

Ich empfehle diese Bäder bei Rheumatismus, Arthritis, Knochenleiden, bei verschiedenen Haut- oder Blutkrankheiten und bestimmten Arten von Lähmungserscheinungen.

Sehr wirksam sind auch Teilbäder, ganz besonders Fuß- und Handbäder z. B. bei Rheumaerkrankungen.

Schlammbäder

Als Schlamm bezeichnen wir die sandigen Lehmablagerungen, denen das Wasser entzogen wurde. Er hat vielfältige wirksame Eigenschaften. In der Antike wurde Schlamm als »Löß« oder »gelbe Erde« bezeichnet, dessen verschiedene Schichten unterschiedliche Wirkungen haben. Die tieferliegende Lößschicht ist Ackerland und sehr kalkhaltig. In Frankreich wird er »Tonerde« oder »süße Erde« genannt.

Die obere Schicht ist rötlich und sandig und reich an fruchtbarem Lehm. Sie wird als »terre à brique« (Ziegelboden) bezeichnet und findet sich im Umkreis von Paris.

Diese verschiedenen Erdarten können, wenn die eigentliche Heilerde nicht zur Verfügung steht, äußerlich ebenfalls angewandt werden.

Lehmpuder

Lehmpuder eignet sich unter anderem auch als Babypuder anstelle des heute verwendeten Talkums, das zwar ebenfalls heilende medizinische Substanzen enthält, jedoch nicht die lebendigen Bestandteile des Lehms. Sie können Ihren Kindern bedenkenlos Lehmumschläge oder Lehmwasser verabreichen.

Lehmpuder hat eine antiseptische Wirkung bei Geschwüren und fördert die Neubildung des verletzten Gewebes. Er hilft auch bei Wunden, Verletzungen, Verbrennungen, Ekzemen etc.

Besonders geeignet ist der Puder bei Massagen, da er die Heilwirkung verstärkt.

Tiere und Heilerde

Es ist seit langem bekannt, daß Tiere ganz instinktiv Erde zur Eigenheilung benutzen. Viele unserer Erkenntnisse haben wir mit Hilfe der Tiere gewonnen. Beobachtungen in den sibirischen Wäldern bei Oussouri haben gezeigt, daß kranke und verwundete Tiere, wie z. B. Wildschweine, Hirschkühe, Rotwild und andere Tierarten, sich im heilenden Schlamm wälzen. Dr. Em. Grommier berichtete vom Elefanten »Fil«, der entweder zusammen mit den anderen Tieren seiner Herde im Schlamm badete oder sich mit Lehm beschmierte.

Französische Armee-Ärzte setzten Erde zur Heilung von Tieren ein, z. B. bei Hufbrand. Die erkrankten Pferde wurden in einen Stalll geführt, in dem vorher der Boden ausgegraben und angefeuchtet worden war, so daß die Pferde gut darin stehen konnten. Instinktiv begaben sie sich in den Schlamm, der ihren Schmerz linderte.

Tiere wissen also instinktiv, daß Schlamm sie von Verletzungen und Krankheiten heilen kann. Wild lebende Tiere tauchen immer ihre kranken Körperstellen in Schlamm. Ebenso verhalten sich die Haustiere. Eine Katze, die einen Abszeß, eine ganz gewöhnliche Wunde oder eine innere Krankheit hat, liegt gerne auf einem großen Kissen, das mit Heilerde gefüllt ist. Auch wenn sie wieder gesund ist, wird sie dieses »Bett« besonders bevorzugen.

Haus- und Hoftiere können also mit Heilerde geheilt werden. Die Methode ist die gleiche wie für Menschen: Die einzige Schwierigkeit liegt darin, daß sich das Tier während der Behandlung ruhig verhalten muß. Es ist nicht sonderlich schwierig, Hoftiere dazu zu bringen, sich im Schlamm zu baden; man gräbt ein Loch und füllt dieses mit Lehm und Wasser. Kühe sind schon von der Maul- und Klauenseuche geheilt worden, indem man ihre Füße und ihr Maul mit Heilerde bestrich. In einigen Ländern werden schwerkranke Tiere am ganzen Körper mit Heilerde und Essig beschmiert. Gute Heilerfolge werden auch durch die Behandlung mit Salzwasser anstelle von Essig erzielt (siehe Salz).

Auch die innere Anwendung von Heilerde ist bei Tieren sehr erfolgreich. Sie kann dem Trinkwasser zugefügt (vier Eßlöffel auf einen Liter ungekochten Wassers) oder dem

Fressen beigemischt werden. Sie kann auch ins Fell der Tiere gerieben werden, ganz besonders bei Katzen, die sich ständig ihr Fell lecken und so die Heilerde aufnehmen.

Landwirtschaftliche Anwendung der Heilerde

Heilerde kann auch anstelle chemischer Dünger verwendet werden. Pflanzen und Bäume können mit Heilerdepackungen behandelt werden; ebenso kranke Erde mit pulverisierter Heilerde, die entweder gestreut oder untergepflügt wird.

Heilerde ist das beste Mittel, um Baumwunden zu heilen. Dazu muß die Erde zu einem zähen Brei angerührt werden, damit sie nicht vom Baum abfällt. Die einmal benützte Heilerde ist hier nicht wieder verwendbar.

Wenn Pflanzen, Büsche und Bäume umgepflanzt werden, ist es ratsam, die Wurzeln der Pflanzen in ein Heilerdebad zu stellen und die Wurzeln der Büsche und Bäume mit Heilerde zu bestreichen. Zusätzlich empfehle ich auf fünf Liter Heilerde eine Tasse Kamillentee (gekocht mit 30 Gramm Kamillenblüten auf einen Liter Wasser) – die Dosierung sollte nicht höher sein.

Saurer Boden, den man erkennt, weil wilde Stiefmütterchen, Moos und Butterblumen dort vorkommen, kann durch die Hinzufügung von Heilerde neutralisiert werden. Zu sandigen Boden kann man mit Heilerde folgendermaßen behandeln: Man bereite sie wie für eine Packung vor, lasse sie trocknen, zermahle sie und streue sie über den Boden.

Dem Kompost zugefügt, fördert die Heilerde die Bildung von Humus und Kohlenstoff.

Die Anwendung der Heilerde in der Industrie

Auch in der Industrie wird Heilerde oft gebraucht. Bereits Jahrhunderte vor unserer Zeitrechnung entfärbten die Chinesen schwere Öle mit Heilerde; so ist es durch M. C. Alexanian, Doktor der Physik, überliefert. Auch die Ägypter, Griechen und Römer wußten um die reinigenden und entfärbenden Eigenschaften der Heilerde. Die Fresken der »Fullonica« in Pompeji stellen die römischen Färber dar, wie sie die Stoffe in Heilerdewasser tränken – Heilerde nennt man unter anderem deswegen auch »Fullererde«.

Heilerde wird auch heute noch zur Entfärbung sowohl mineralischer als auch pflanzlicher Öle verwendet (5 Gramm guter Heilerde sind ausreichend, um eine Lösung aus 10 cm^3 Wasser und 0,1prozentigem Methylblau zu entfärben). Heilerde wird außerdem der Margarine beigefügt, um ihr den Geschmack von Butter zu geben. Allein in den Vereinigten Staaten werden jährlich 300000 Tonnen »Fullererde« verbraucht, 180000 Tonnen davon zur Verarbeitung von ölhaltigen Lebensmitteln.

In Nordafrika werden mehr als 100000 Tonnen Heilerde aus Minen gefördert, hauptsächlich für die Rohölindustrie; sie verwendet Heilerde als natürliches Silikat und als Katalysator (bemerkenswert ist die Resistenz der Heilerde gegenüber Chemikalien) für die Verarbeitung von Rohöl, denn die Heilerde bewirkt die Umwandlung verschiedener organischer Stoffe. Die so gewonnenen Produkte sind chemisch rein, da die Heilerde die Abfallstoffe aufnimmt. Die katalytische Wirkung der Heilerde ist Voraussetzung für die Umwandlung des Gas-Öl-Gemisches in einen flüssig-brennenden Stoff, und dann in ein polymerisiertes Gas, das wiederum für die Herstellung von synthetischem Gummi und anderen

Kunststoffen verwendet wird. Die weiße Heilerde wird natürlichem Gummi als Härter zugefügt und außerdem für die Herstellung synthetischer Gummis, thermoplastischer Stoffe (wie z. B. Kunstharz), Acrylfarben sowie biologischer Seife verwendet.

5.

Die praktische Anwendung der Heilerde

Wie man die richtige Heilerde findet

Die Wahl der Erde

Heilerde kann man in Naturkostläden kaufen.[1]

Ich empfehle, fertig zubereitete Heilerde, wie sie in Tuben oder Packungen in Naturkostläden und Reformhäusern zu kaufen ist, immer zu Hause zu haben; außerdem sollte man sie immer auf Reisen bei sich haben. Wenn Sie Heilerde aus einem Steinbruch oder von der Industrie beziehen, sollten Sie sich vergewissern, daß sie unbearbeitet ist und daß ihr nichts beigemischt wurde.

Es gibt viele verschiedene Arten von Heilerde in unterschiedlichen Farben (grün, rot, gelb, grau, weiß etc.). Bei der Wahl der Erde sollte jeder seine Krankheit und Persönlichkeit berücksichtigen und danach die Erde auswählen. Naturprodukte sind immer lebendige und nicht tote Materie. Unter Umständen muß man verschiedene Erden ausprobieren, bis man die für einen selbst geeignetste gefunden hat.

Erde lebt, und es besteht daher eine direkte Beziehung zu allen anderen Lebewesen, ob Pflanzen, Tiere oder Menschen.

1 Die in Deutschland erhältliche Luvos-Heilerde gibt es im allgemeinen in Drogerien, Apotheken und Reformhäusern (A. d. Ü).

Die Erde, die den einen heilt, bewirkt bei einem anderen scheinbar nichts. Sie ist zwar immer aktiv, doch nur in dem Maße, wie es ihre Beziehung zu den Lebewesen zuläßt. Ist sie scheinbar unwirksam, sollte man nach einer anderen Heilerde Ausschau halten und auf keinen Fall generell an ihrer Heilkraft zweifeln. Es ist manchmal notwendig, Erde aus anderen Gegenden, Ländern oder in anderer Farbe zu versuchen, bis man die richtige gefunden hat. Im allgemeinen sagt man, daß die Erde aus der eigenen Gegend am wirksamsten ist, obwohl es auch hier Ausnahmen gibt.

Da wir die Wirkung der Heilerde auf den Organismus aufgrund ihrer Zusammensetzung nicht erklären können, sollten wir bei der Wahl der Heilerde auf schriftliches Informationsmaterial zurückgreifen. Viele behaupten, daß die grüne Heilerde die beste ist. Sie ruft auch immer die stärksten Reaktionen hervor. Es spricht nichts dagegen, mit ihr zu beginnen, da im Falle unerwünschter Nebenwirkungen, wie z. B. Nervosität und Kältegefühl, immer auf andere Heilerden ausgewichen werden kann.

Was man vor dem Gebrauch beachten sollte

Je mehr die Erde der Sonne, der Luft und dem Wasser ausgesetzt war, desto wirksamer ist sie letztendlich. Sie »lernt« sozusagen von diesen Elementen – sowohl die Absorbierung als auch die Speicherung von Energie. Ihre winzig kleinen Teilchen sind in der Lage, gespeicherte Energie beim Zusammenstoß mit dem gegenüberliegenden Pol abzugeben. Geht man von der wiederbelebenden Kraft der Erde aus, so ist anzunehmen, daß sie die magnetische Kraft der Sonne deshalb aufnimmt, weil sie ihr lange Zeit ausgesetzt war. Sie speichert ihre Energie auf und gibt sie bei Bedarf wieder ab. Vielleicht ist es diese Kraft, die ihr die Fähigkeit verleiht, den Sauerstoff des Wassers zu binden.

Heilerde sollte deshalb vor Gebrauch der Sonne ausgesetzt werden. Aufbewahren sollte man sie allerdings in der Dunkelheit. Sie hält sich dann unbegrenzt lange wie in ihrem Urzustand unter der Erdoberfläche.

Ich möchte jedoch betonen, daß sie auch Heilkräfte besitzt, wenn man sie nicht der Sonne oder dem Licht aussetzt. Beweis hierfür ist, daß Erde Leben enthält, wie z. B. Lebewesen, die ohne Tageslicht leben. Die Niphargus-Krabbe z. B. kann sich nur in Lehm vermehren und überleben. Diese kleinen Tierchen müßten sterben, wenn man ihnen den Lehm entziehen würde, obwohl sie lange Zeit ohne Nahrung überleben können.

Zwei Dinge, die man beachten sollte

Heilerde verträgt sich weder mit pharmazeutischen noch mit homöopathischen Produkten. Ich rate daher in jedem Fall davon ab, Heilerde zusammen mit anderen Medikamenten einzunehmen. Viele fragen mich, ob sie mit der Behandlung mit Heilerde schon beginnen können, wenn sie eine andere Behandlung noch nicht abgeschlossen haben. Dies ist nicht ratsam, da Heilerde im allgemeinen durch andere Medikamente in ihrer Wirksamkeit gebremst wird, ganz besonders, wenn sie oral eingenommen wird. Es ist besser, mit der Heilerdetrinkkur erst dann zu beginnen, wenn man sich ausschließlich auf sie beschränken kann. Denen, die immer noch an der Heilkraft der Erde zweifeln, empfehle ich die äußere Anwendung zusammen mit ihrer bisherigen Medizin.

Da in Heilerde viel Energie steckt, empfehle ich zehn Tage vor Beginn die Ernährung umzustellen, d. h. rohes Obst und

Gemüse zu sich zu nehmen, Fleisch, Zucker, Alkohol oder Fertigprodukte zu meiden und zusätzlich dazu reinigende Tees zu trinken, um die Schadstoffe im Körper auf ein Minimum zu reduzieren. Wie schon wiederholt gesagt, sollte die Behandlung mit Heilerde einhergehen mit gesunder Ernährung.

Flüssige Heilerde

Innere Anwendung

Die innere Anwendung von Heilerde setzt sich immer mehr durch und stößt immer weniger auf Ablehnung, weil ihre Heilkraft immer bekannter geworden ist und das Mißtrauen immer mehr abnimmt. Die sichtbaren Erfolge der äußeren Anwendung tragen dazu bei, auch die innere Anwendung immer populärer zu machen.

Heilerde löst sich in Wasser völlig auf, außer wenn sie Sand enthält. Zur inneren Anwendung empfehle ich deshalb ganz feine Heilerde, die sich nicht zwischen den Zähnen festsetzen kann. Sehr gut geeignet ist die grüne Heilerde aus Frankreich. Auch Raymond Dextreit benutzt und empfiehlt sie. Sogar einige amerikanische Ernährungswissenschaftler halten sie für die beste. Diese grüne Heilerde kann sowohl innerlich als auch äußerlich angewendet werden, äußerlich z. B. bei Hautkrankheiten, Schnittverletzungen, Wunden etc.

Dosierung

Heilerde sollte mehrere Stunden vor Gebrauch oder am Abend vorher angerührt werden. Ich empfehle einen Teelöffel Heilerde auf ein halbes Glas Quellwasser. *Benutzen Sie zum Umrühren keine Metallöffel, da es sonst zur Oxydation kommt!* Am besten trinken Sie die Heilerde am Morgen nach dem Aufstehen oder am Abend kurz vor dem Zubettgehen. Sie können sie jedoch bis zu zehn Minuten vor dem Essen trinken, obwohl die Einnahme eine Stunde vorher noch besser wäre.

Heilerde verändert sich und ihre Wirkung, je nachdem wie man sie anrührt (erst die Heilerde, dann das Wasser oder umgekehrt), und je nachdem wann man sie trinkt oder wie man sie anwendet. Sie kann, wenn man sie vor dem Frühstück trinkt, zu leichter Verstopfung führen, jedoch gerade das Gegenteil bewirken, wenn man sie am Abend zu sich nimmt. Falls jemand unter ständigen leichten Magenverstimmungen leidet, empfiehlt es sich, die Heilerde kurz vor den Mahlzeiten zu trinken.

Am besten ist eine dreiwöchige Heilerdekur; danach sollte man eine Woche lang aussetzen, um anschließend die Behandlung einen Monat lang im Rhythmus von einwöchiger Behandlung und einwöchiger Pause fortzusetzen.

Die Heilkraft auf kranke Organe und organische Funktionsstörungen ist ganz bemerkenswert. Die Heilung erfolgt jedoch nicht, indem den kranken Organen die nicht vorhandenen Elemente zugeführt werden, sondern sie hilft den betreffenden Organen, sich wieder selbst zu heilen, indem sie aus körpereigener Substanz diese Elemente neu bilden. Die katalytische Fähigkeit, die diese Neubildung der Elemente in den kranken Organen bewirkt, ist in jedem Teilchen der Erde vorhanden. Es ist deshalb nicht nötig, die Erde in großen Mengen zu sich zu nehmen; ein Teelöffel täglich reicht völlig aus.

Wir wissen, daß z. B. Bärlapp, in großen Mengen eingenommen, keinerlei Wirkung zeigt, in geringer Dosierung jedoch äußerst wirksam ist. Das gleiche gilt für Heilerde. *Es ist sinnlos, große Mengen von Heilerde zu sich zu nehmen, weil, wie bereits ausgeführt, jedes Teilchen die Wirkung ausstrahlt und die Quantität daher völlig unerheblich ist.* Heilerde ist nicht mit anderen Medikamenten zu vergleichen; es bedarf der geringen Dosierung, um zu helfen.

Ich möchte nochmals betonen, daß ein Teelöffel für Erwachsene pro Tag und ein halber täglich für Kinder unter 10 Jahren völlig ausreichend ist. Bei Infektionskrankheiten (Tuberkulose, Ruhr etc.) kann die Dosierung auf zwei bis drei Teelöffel täglich erhöht werden.

Wenn Sie das Gefühl haben, daß Sie Heilerde schlecht vertragen, müssen Sie, um Schaden zu vermeiden, die Dosierung herabsetzen. Rühren Sie die Heilerde wie gewohnt an, lassen Sie sie dann einige Stunden ruhen, und trinken Sie dann das Heilerdewasser, ohne vorher umzurühren. Der Erdsatz bleibt auf dem Boden des Glases und kann noch einmal aufgegossen werden.

Wem es nicht möglich ist, das Heilerdewasser zu trinken, der rühre die Heilerde mit wenig Wasser an, forme kleine Kügelchen und lasse diese trocknen. Diese Kügelchen können dann geschluckt werden. Für Kinder kann man gleicherweise verfahren, nur sollte man statt Wasser lieber Aromastoffe benutzen (Pfefferminz, Eukalyptus etc.), und die Kügelchen sollten wie Karamelbonbons ausschauen. Neigen Sie zu Verstopfung, können Sie den Kügelchen auch einen Sud aus Sennesblättern oder Rhabarber beimischen.

Babys kann man dreimal täglich vor den Mahlzeiten einen Teelöffel des milden Heilerdewassers verabreichen.

Bei Rheumatismus oder Halsschmerzen empfiehlt es sich, Heilerdekügelchen zu lutschen oder einen Teelöffel trockener Heilerde einzunehmen. Heilerde hat manchmal den Beigeschmack von Petroleum, was jedoch in keiner Weise ihre Heilwirkung beeinträchtigt. Im Gegenteil, denn Petroleum ist ein wirksames Antiseptikum, und Heilerde lagert manchmal in seiner Nähe.

Da Heilerde das Blut anreichert, sollte man, wenn man unter hohem Blutdruck leidet, nur einen halben Teelöffel pro Tag einnehmen.

Wenn Heilerde zu Verstopfung führen sollte, rühren Sie die Heilerde in der doppelten Menge Wasser an, und trinken Sie das Ganze über den Tag verteilt zwischen den Mahlzeiten. Sollte die Verstopfung anhalten, ersetzen Sie die Heilerde kurzfristig durch abführende Tees.

Zusätzlich empfiehlt es sich, viel Flüssigkeit zwischen den Mahlzeiten zu sich zu nehmen, um die Schadstoffe im Körper aufzulösen und sie ausscheiden zu können. Um der Verstopfung vorzubeugen, sollte man zu Beginn der Behandlung grundsätzlich nur das milde Heilwasser trinken und den Erdsatz im Glas lassen.

Es ist mir wichtig, auf das Zusammenwirken von Erde und Ölen hinzuweisen. Lehmziegel werden durch Petroleumbestandteile gehärtet und wasserundurchlässig gemacht. Obwohl noch kein Fall bekannt ist, daß sich die Erde im Magen verhärtet hat, rate ich davon ab, während der Heilerdekur größere Mengen an Speiseöl zu sich zu nehmen. Zur besseren Verträglichkeit der Heilerde sollte man viel Tee und Mineralwasser trinken.

All diese Vorsichtsmaßnahmen sollen unangenehmen Nebenwirkungen vorbeugen, da die Erde direkten Kontakt zu den Magen- und Verdauungsorganen hat.

Äußere Anwendung

Heilerde sollte nie in einem kleinen Gefäß angerührt werden, sondern nur in tiefen Schüsseln, Waschbecken oder Gläsern oder großen hölzernen Bottichen, da die Erde viel Raum braucht, um ihre Teilchen entfalten zu können. Das Gefäß sollte aus Emaille, Ton, Porzellan, Holz oder Glas sein, niemals aus Metall (Aluminium, Kupfer, Eisen) oder Plastik. Trockene Heilerde kann jedoch in einem Plastikgefäß aufbewahrt werden, da heutzutage fast alle Lebensmittel in Plastik verpackt werden.

Man schüttet die Heilerde gleichmäßig in das vorhandene Gefäß. Verwenden Sie nicht die ganze Heilerde, sondern lassen Sie einen kleinen Teil trockener Erde übrig, um die Paste später noch andicken zu können, falls sie zu dünn geraten ist. Ich empfehle eher die Zugabe von Heilerde als die Zugabe von Wasser. Praktisch ist es, die Paste schon für mehrere Tage im voraus anzurühren, wobei man jeden Tag etwas Wasser hinzufügt, ohne umzurühren, um zu verhindern, daß das Ganze austrocknet. Zu bedenken ist dabei außerdem, daß die Erde so mehr Zeit hat, sich auszudehnen.

Fügen Sie der Heilerde jetzt ungekochtes Wasser zu, und zwar so viel, daß die Heilerde eben mit Wasser bedeckt ist; es wird vielleicht notwendig sein, mehrere Male Wasser nachzufüllen, weil die Erde das Wasser nicht gleichmäßig aufnimmt. Lassen Sie das Ganze nun mehrere Stunden lang ruhen, *ohne umzurühren.* Umrühren macht die Paste klebrig und schwer zu handhaben. Sie verliert dadurch ihre Durchlässigkeit und kann so nicht weich und glatt werden. Ihre absorbierenden Eigenschaften können so nicht voll entfaltet werden. Es ist nicht notwendig, die Paste vor Gebrauch überhaupt umzurühren. Bevor man sie auf das Tuch, das auf die betreffende Körperstelle gelegt wird, aufträgt, sollte man die Paste sowenig wie möglich manuell bearbeiten. Es ist auch nicht nötig, die Paste auf dem Tuch glattzustreichen; dies passiert von selbst, wenn das Tuch auf den Körper gelegt wird.

Die so zubereitete Paste sollte eine geschmeidige Konsistenz haben, ohne zäh zu sein, sondern gerade so fest, daß sie nicht abfällt. Nach Möglichkeit sollte der Behälter, in dem die Paste angerührt wird, in die Sonne gestellt werden. Man muß ihn dann mit einem Baumwolltuch abdecken, um den Inhalt vor Verschmutzungen zu schützen.

Die richtige Temperatur der Heilerde

Je nach Art der Anwendung kann Heilerde kalt, lauwarm oder heiß verwendet werden. Wenn der zu behandelnde Körperteil oder das Organ fiebrig ist oder natürliche Wärme ausstrahlt, wie z. B. der Unterbauch, wird die Heilerde immer kalt aufgetragen. Schon nach wenigen Minuten müßte die Heilerde durch die Körperwärme lauwarm werden. Sollte der Körper jedoch keine Wärme ausstrahlen, ist es sinnvoll, mit den kalten Umschlägen aufzuhören. Wenn der Umschlag sich allerdings nach kürzester Zeit stark erwärmt, ist es notwendig, ihn nach fünf bis zehn Minuten zu erneuern. Wird die Heilerde dazu verwendet, den Körper oder einzelne Teile neu zu beleben, oder bei Knochenerkrankungen, Nieren- oder Gallenschmerzen, Leberbeschwerden etc. muß der Umschlag mindestens lauwarm sein.

Um die richtige Anwendung zu erkennen, gilt die Regel:

Jeder Aktion folgt unverzüglich eine Reaktion. Das heißt zum Beispiel, daß man eine fieberhafte oder bösartige Erkrankung abkühlen und beruhigen muß; wollen wir mit der Anwendung eine Stärkung oder Erneuerung bewirken, muß der betreffene Körperteil erwärmt werden. Ein schwacher und kraftloser Organismus bzw. ein entkräftetes Organ kann sowohl mit kaltem Wasser oder Luft wie auch mit Heilerde behandelt werden; es ist jedoch darauf zu achten, daß die gewünschte Erwärmung in kürzester Zeit eintritt.

Bei fieberhaften Erkrankungen oder solchen, die mit Blutandrang verbunden sind, kann die Behandlung mit kalter Heilerde mit der Wasserkühlung bei Motoren verglichen werden; eine Überhitzung ist gefährlich und in jedem Fall zu vermeiden. Wenn allerdings die Erhitzung das Ziel der Behandlung ist, muß der Körper durch Oxydation und durch die Anregung des Blutkreislaufs Hitze produzieren. Die Körpertemperatur muß sich in diesem Falle langsam erhöhen. *Nur wenn die Erwärmung tatsächlich eintritt, ist die kalte Anwendung nützlich.*

Jede Regel wird jedoch von Ausnahmen begleitet; es gibt schwache und kraftlose Menschen, die Heilerdeumschläge und -packungen zu lange anwenden oder solche, die sie abnehmen, bevor die Erde vollständig getrocknet ist. Wenn die Heilerde dann zu Kältegefühlen oder anderen unangenehmen Zuständen führt oder sich der Körper überhaupt nicht erwärmt, kann man einen Behälter voll heißen Wassers in die Nähe des Umschlages oder neben das Bett des Patienten stellen. Der Patient kann ohne Wärme keine Abwehrkräfte entwickeln.

Es kann passieren, daß sich der Patient anfänglich durch die Heilerde geschwächt fühlt. Dies ist jedoch ganz natürlich, denn jeder Mensch braucht mehr oder weniger lange, um sich an diese Behandlung zu gewöhnen. Jeder Körper reagiert auf die so freigesetzte Energie anders, manchmal mit einer spontanen, aber unerwünschten Reaktion, die jedoch nur Ausdruck der körpereigenen Kräfte ist. Versuchen Sie nicht, die Heilung zu forcieren. Beginnen Sie mit der Anwendung von kleinen Packungen oder Umschlägen auf verschiedenen Körperteilen, bis Sie die richtige Stelle gefunden haben. Ich empfehle als erstes die Anwendung um die betreffende Stelle herum. Wenn Sie sich wohlfühlen, legen Sie allmählich größere Umschläge auf, und dehnen Sie die Dauer der Anwendung aus, bis Sie schließlich auch einen Umschlag direkt auf die erkrankte Stelle legen.

Man muß wissen, daß Heilerde auch dann wirkt, wenn sie nicht direkt auf die erkrankte Stelle aufgetragen wird. Heilerde wirkt nicht nur an einer Stelle, sondern auf den gesamten Körper. Bei Zahnschmerzen, die z. B. durch einen Abszeß oder ähnliches hervorgerufen werden, kann man den Gaumen mit Heilerde bestreichen; es genügt jedoch bereits und hat sich in manchen Fällen sogar als wirksamer erwiesen, eine Packung auf die Wange zu legen.

Wie man Heilerde erwärmt

Heilerde darf nie in direkte Berührung mit einer Wärmequelle gebracht werden. Die beste und gleichzeitig bequemste Art der Erwärmung ist das Wasserbad. Die Erwärmung auf diese Weise schützt die Heilerde vor Zerstörung.

Sie stellen dazu das Gefäß mit der Heilerdepaste in ein zweites Gefäß, daß Sie bis zur Hälfte mit Wasser füllen. Dieses Gefäß wird nun auf der Herdplatte erhitzt, und zwar so lange, bis die gewünschte Temperatur erreicht ist.

Soll die Heilerdepaste nur lauwarm gemacht werden, genügt es, das Gefäß in die Sonne oder in die Nähe einer Wärmequelle, z. B. eines Heizkörpers, zu stellen.

Wenn Sie genügend Paste für mehrmalige Anwendungen vorbereitet haben, erwärmen Sie jedesmal nur soviel, wie Sie für eine Packung brauchen, denn Heilerde kann nur einmal erwärmt werden. Erwärmen Sie die Heilerdepaste, wie oben beschrieben, im Wasserbad.

Um die natürliche Wärmeproduktion der Heilerdepakkung anzuregen, reicht es manchmal aus, vor der Anwendung eine feuchtheiße Kompresse oder Wärmflasche auf die zu behandelnde Stelle des Körpers zu legen. Die Erwärmung der Packung empfiehlt sich immer dann, wenn befürchtet wird, daß der Patient einen Kälteschock erleiden könnte.

Die Vorbereitung der Kompresse

In einigen Fällen ist die Heilerdekompresse dem Heilerdeumschlag vorzuziehen. Man bereitet dafür einen dünnen Heilerdebrei oder konzentriertes Heilerdewasser vor und rührt dieses um, bevor man die Kompresse hineintaucht. Der Brei sollte so beschaffen sein, daß er an der Kompresse hängenbleibt. Nach dem Hineintauchen wringt man die Kompresse aus und legt sie auf die gewünschte Stelle des Körpers. Falls notwendig, legt man ein dünnes Tuch zwischen Haut und getränkte Kompresse.

Die Vorbereitung des Umschlages

Man legt ein zwei- oder viermal gefaltetes Laken auf einen Tisch. Das ganze Laken muß auf jeden Fall größer sein als die zu behandelnde Körperstelle.

Man bestreicht das Tuch mit der Heilerdepaste, und zwar

immer mit einem Spachtel oder einem Holzlöffel, niemals mit einem Metall- oder Plastikgegenstand. Die Dicke der aufgetragenen Paste sollte zwischen ein und drei Zentimeter liegen. Auf keinen Fall sollte man mit der Paste wie mit Salbe umgehen. Außer bei der Behandlung eines Furunkels oder Abszesses sollte der Umschlag eine Fläche von mindestens 12 mal 24 Zentimeter bedecken, in einigen Fällen jedoch bis zu 24 mal 48 Zentimeter; die Paste sollte dann drei Zentimeter dick aufgetragen werden.

Manche Menschen bereiten die Paste unter Hinzufügung von Weizenkleie oder Mehl zu. Ich rate davon ab, weil die Paste dadurch zäh wird und schwieriger zu handhaben ist, teilweise sogar ihre Heilkraft verliert. Die Heilerderückstände auf der Haut sind leicht zu beseitigen, sogar wenn die Heilerde auf eine offene Wunde aufgetragen wird; die Heilerde wird spätestens durch den zweiten Heilerdeumschlag absorbiert. Um den bestmöglichen Heilerfolg zu erzielen, ist es notwendig, die Packung direkt auf die Haut zu legen. Wenn man, um ein Ankleben an der Haut zu verhindern, ein Tuch oder eine Kompresse zwischen Umschlag und Haut legt, entstehen dadurch Lufträume zwischen Haut, Erde und Umschlag, die zur vorzeitigen Abkühlung der Heilerdepackung führen und ein unangenehmes Kältegefühl beim Patienten hinterlassen. Um einen besseren Kontakt zwischen Haut und Packung herzustellen, kann man die Packung am Körper festdrücken.

Der direkte Kontakt zwischen Packung und Haut hat noch einen zweiten Vorteil. Man kann dadurch ganz leicht die Dauer der Anwendung bestimmen. Die direkt aufgetragene Packung fällt, wenn sie ihre Heilwirkung vollbracht hat, vom Körper ab wie reifes Obst vom Baum. Bei der Behandlung eines Furunkels dauert dieser Prozeß ca. 20 bis 30 Minuten, auch wenn die Paste ziemlich dünnflüssig war. Wenn die Packung von allein abfällt, ist die Wirkungszeit beendet. Wenn die Packung sich vom Körper löst, ist es nicht notwendig, sie sofort zu entfernen; dies gilt ganz besonders bei Nacht. Es ist jedoch sehr wichtig, eine Mindestdauer der Anwendung einzuhalten.

Die Packung sollte immer erst dann abgenommen werden, wenn sie ganz trocken ist. Sie kann dann, ohne Spuren auf der Haut zu hinterlassen, mühelos entfernt werden. Sollte die Paste wider Erwarten an der Haut kleben, gießen Sie ein wenig Wasser zwischen Packung und Haut. Rubbeln Sie die dann übrigbleibenden Reste der Heilerde von der Haut ab, und waschen Sie danach die Haut mit kaltem oder lauwarmen Wasser. Benutzen Sie niemals Alkohol oder ähnliches. Wird die Packung auf eine behaarte Stelle des Körpers aufgelegt, ist es ratsam, Gaze oder ein dünnes Baumwolltuch zwischen Heilerde und Haut zu legen.

Nachdem der Umschlag aufgelegt ist, wird ein zweites trockenes Tuch darüber gelegt und dann wie folgt verfahren:

- befestigen Sie das Ganze mit einer dünnen Binde, mit der die betroffene Stelle bandagiert wird;
- liegt die Packung auf Leber, Nieren, Bauch oder Lunge, befestigen Sie sie mit einem Flanell- oder Wollstoff;
- wenn die behandelte Stelle sehr klein ist oder die Packung abfallen könnte, halten Sie sie mit einem Pflaster fest;
- verwenden Sie einen T-förmigen Verband bei Damm- oder Afterbehandlungen;
- bei Nackenbehandlungen sollte die Packung nach vorne zur Stirn hin befestigt werden.

Bei der Behandlung eines entzündeten Organs, Abszesses oder einer eitrigen Wunde kann die Heilerdepackung mit einem Krautblatt anstelle eines Tuches abgedeckt werden, denn das Krautblatt verlangsamt den Prozeß des Austrocknens und hält den Umschlag länger frisch. Diese Methode empfehle ich auch bei Packungen, die über Nacht auf dem Körper bleiben.

Die Häufigkeit der Anwendung

Die Dauer und die Häufigkeit der Anwendung ist abhängig von der Art und Schwere der Krankheit, von der psychischen Konstitution des Patienten, von seiner Reaktion auf Heilerde, von dem Zustand der Haut und verschiedenen anderen Faktoren. Die Dauer der Anwendung kann von einer Stunde bis zur ganzen Nacht reichen, je nach Krankheit. Bei der Behandlung eines tiefliegenden Organs (Leber, Nieren, Magen etc.) sollte der Umschlag mindestens zwei Stunden, in einigen Fällen sogar drei oder vier Stunden lang aufgelegt werden. Die Umschläge sollten niemals kurz vor oder nach einer Mahlzeit gemacht werden. Bitte beachten Sie, daß große Pakkungen den Körper viel Kraft kosten, der Patient wird geschwächt, ganz besonders dann, wenn die Packungen häufig angewendet werden. Ich empfehle deshalb nur einen Umschlag pro Tag. Mehrere nur dann, wenn der Patient im Bett liegt oder Zeit hat, sich lange auszuruhen. Achten Sie jedoch auch in diesem Fall darauf, daß der Patient nicht über die Maßen strapaziert wird.

Zur Stärkung der Organe und zum Aufbau der Knochensubstanz – z. B. der Wirbelsäule etc. – rate ich, die Packung die ganze Nacht aufliegen zu lassen, ausgenommen, wenn sich der Patient im Schlaf gestört oder unterkühlt fühlt.

Bei eitrigen Geschwüren und Abszessen ist es notwendig, den Umschlag rund um die Uhr stündlich zu erneuern. Sollte dies nicht möglich sein, lege man wenigstens ein Nesseltuch zwischen Haut und Umschlag. Nachts können anstelle von Umschlägen in Heilerdewasser getränkte Kompressen aufgelegt werden, die dann im Laufe der Nacht ein- bis zweimal gewechselt werden. Sobald das Gewebe anfängt, sich zu erneuern, sollte man tagsüber Umschläge im Zweistundenrhythmus machen und die Wunde nachts nur mit einem trockenen Tuch abdecken.

Heilerde ist kein Heilmittel, das wahllos und ohne die besonderen Bedürfnisse des einzelnen Patienten zu berücksichtigen, benutzt werden kann. Es ist wichtig, auf den Allgemeinzustand des Patienten, den erkrankten Körperteil und die Art der Anwendung zu achten. Für die bestmögliche Wirkung muß die Art der Anwendung individuell abgestimmt werden. Es ist ratsam, die Reaktion des Patienten auf Heilerde vorher mit kleinen Umschlägen zu testen.

Bei der Wahl der Temperatur der Packung sind wichtig: die Jahreszeit und das Klima, in dem der Patient lebt. Ein kalter Umschlag kann im Sommer und in einer warmen Gegend zu guten Heilerfolgen führen, wogegen er im Winter für den gleichen Patienten unerträglich sein kann. Ein kalter Umschlag ist besonders heilsam für eine kranke Leber, während bei Gallensteinen nur heiße Umschläge gemacht werden dürfen. Bei Schmerzen im Unterbauch, die von unzureichender Verdauung der Nahrung herrühren und deshalb unter Umständen zu Fieber führen können, sollten kalte Umschläge gemacht werden. Legen Sie die Heilerde direkt auf die Haut, nur an behaarten Körperstellen zuerst Gaze. Die Umschläge sollten so groß wie nur möglich sein. Bei Erkrankungen der Blase oder der Eierstöcke werden kalte Umschläge im allgemeinen schlecht vertragen, können sogar zu Koliken und ähnlichem führen. Hier empfehle ich lauwarme bis heiße

Umschläge. Bei Umschlägen auf Unterbauch, Leber und Magen ist davon abzuraten, sie während der Verdauungsphase aufzulegen. Kalte Umschläge sollten frühestens zwei Stunden, warme Umschläge frühestens eine Stunde nach dem Essen aufgelegt werden. Die Umschläge müssen spätestens eine Stunde vor der nächsten Mahlzeit wieder abgenommen werden. Während der Menstruationsphase ist von Umschlägen auf den Bauch ernsthaft abzuraten.

Der Erfolg der Heilerde beruht auf ihrer Kraft, alle Schadstoffe anzuziehen und aufzusaugen. Die Giftstoffe im Körper wandern immer an die Stelle, die mit Heilerde behandelt wird. Es ist deshalb möglich und sogar wahrscheinlich, daß die Krankheit zu Beginn der Behandlung verstärkt zum Ausbruch kommt. Dies ist jedoch nur eine scheinbare und keine wirkliche Verschlechterung des Gesundheitszustandes.

Die möglichen Reaktionen auf Heilerde

Jede Naturmedizin, die die körpereigenen Kräfte stärkt oder Schadstoffe freisetzt und ausscheidet, kann zunächst unerwünschte Reaktionen hervorrufen. So kann es passieren, daß eine Venenentzündung sich zunächst verschlimmert, indem das abgestorbene Fleisch an diesen Stellen abfällt, die Oberfläche sich entzündet und Eiter oder Blut austritt. Die Schmerzen werden sich vielleicht zunächst verschlimmern, um dann, wenn sich die Wunde oder das Geschwür schließt und sich neues Gewebe bildet, später endgültig abzuklingen. Ich rate deshalb jedem, sich vor der Heilerdebehandlung über die möglichen Folgen zu informieren. Eine Reaktion, die vorhersehbar ist, ruft keine Ängste mehr hervor. Im Gegenteil, sie ist sogar ein positives Zeichen und beweist, daß der Körper auf die Behandlung anspricht.

Sollten allerdings starke Schmerzen auftreten, empfehle ich Umschläge aus Weizenkleie und Efeublättern. Auch bei Nervosität, Jucken, Brennen und Kältegefühlen sollte man die Heilerdeumschläge unverzüglich entfernen. Wenn diese Reaktionen abgeklungen sind, kann man mit der Heilerdebehandlung fortfahren. In den meisten Fällen führt die Heilerdebehandlung jedoch rasch zur Schmerzlinderung.

Da Heilerde die Giftstoffe immer zum Ort der Behandlung leitet, kann sich ein Geschwür oder eine Wunde durch die Behandlung verschlimmern. Bei inneren Geschwüren, wie z. B. Tumoren (Magen, Uterucs etc.), ist deshalb ganz besonders darauf zu achten, Überreaktionen und die unnötige Schwächung des Patienten zu vermeiden. Die Behandlung sollte darum ganz langsam und sanft beginnen. Man lege nur ganz kleine, sehr dünne Umschläge auf. Nach einigen Tagen vergrößere man die Umschläge und trage die Paste dicker auf, bis der Umschlag schließlich 24 bis 36 Zentimeter lang, 8 bis 24 Zentimeter breit und 1 bis 3 Zentimeter dick ist. Man sollte die Paste nicht gleichzeitig dicker und auf eine größere Fläche auftragen, sondern in Übereinstimmung mit der früheren Verträglichlichkeit der Behandlung. Der äußeren Anwendung der Heilerde sollte die Einnahme von abführenden Tees, Zitronen- und Obstsäften, vegetarischer Ernährung sowie eine Heilerdetrinkkur vorausgehen, um die Schadstoffausscheidung zu erhöhen. Nach zehn Tagen dieser Vorbereitungen kann mit der eigentlichen Heilerdebehandlung begonnen werden.

Wenn Sie einmal mit der Behandlung begonnen haben, sollten Sie sie weder ab- noch unterbrechen, immer jedoch vorausgesetzt, es treten keine unangenehmen Begleiterscheinungen auf. Heilerde ist lebendig; sie löst eine Art Kettenreaktion im ganzen Organismus aus; diese einmal in Gang gesetzten Reaktionen zu unterbrechen, ist sehr gefährlich. Es wäre genauso unsinnig, wie etwa einen Zug während der Fahrt zu stoppen – er würde sein Ziel verspätet oder nie erreichen. In unserem Falle heißt die Endstation: Gesundheit.

Da die Wirkung der Heilerde so außergewöhnlich groß ist (erkennbar sowohl an den starken Reaktionen, die sie hervorruft, als auch an der ungeheuren Energiefreisetzung), ist davon abzuraten, zwei Körperteile gleichzeitig mit Heilerde zu behandeln. Wenn Sie zum Beispiel einen Umschlag auf Ihrem Unterbauch gemacht haben, müssen Sie, nachdem sie ihn abgenommen haben, mindestens eine Stunde warten, bevor Sie einen Umschlag an einer anderen Stelle machen. Nur in Ausnahmefällen kann diese Zeitspanne auf dreißig Minuten reduziert werden.

In der Regel treten bei der Heilerdebehandlung keine Schmerzen oder Probleme auf. Die Behandlung muß jedoch individuell abgestimmt sein. Wenn ein Abszeß oder ein Furunkel durch die Heilerdepaste bereits nach einer halben Stunde ausgetrocknet ist, sollte man den Umschlag gleich entfernen und nicht die übliche ganze Stunde abwarten. Sofort entfernt werden sollte der Umschlag auch bei starken Kälte- oder Hitzegefühlen. Behandelt man eine fiebrige Körperstelle, ist es ratsam, den Umschlag zu entfernen, bevor er warm wird. Soll der Körper dagegen erwärmt werden, muß die Heilerde entfernt werden, bevor sie abkühlt.

Es kann vorkommen, daß die Heilerdebehandlung rote Flecken oder Hautausschläge – verbunden mit unangenehmem Juckreiz – hervorruft. Hier wandern säurehaltige Substanzen durch die Anziehungskraft der Heilerde in das behandelte Gewebe. Der Beweis für diese Hypothese ist die Tatsache, daß der Juckreiz nach Abbruch der Behandlung verschwindet.

Um den Hautausschlag und den Juckreiz zu lindern, bereite man einen Heilerdebrei zu und streiche die betroffenen Stellen damit ein; der Brei wird mit einem Eßlöffel lauwarmen Wassers und Heilerde angerührt. Schützen Sie Kleider und Bettwäsche mit einem Tuch.

Setzen Sie die Heilerdebrei-Behandlung auch dann fort, wenn die aufgetretenen Beschwerden abgeklungen sind. Trinken Sie zusätzlich Kräutertees. Nach Beendigung der Behandlung mit Heilerdeumschlägen machen Sie mit der Breibehandlung weiter; langsam, jedoch in immer größeren Abständen: jeden Tag, zweimal die Woche etc. Die Behandlung der Flecken muß so lange fortgesetzt werden, bis sich auch über der kleinsten Narbe neue Haut gebildet hat. Hören Sie auf keinen Fall vorher damit auf.

Nach der Anwendung zu beachten

Werfen sie die benutzte Heilerde nach Gebrauch weg, da sie jetzt die ganzen Gifte und Schadstoffe absorbiert hat. Ob Sie sie nun zur Behandlung eines Geschwüres oder anderer Krankheiten benutzt haben, sie darf auf keinen Fall wiederverwendet werden und sollte so beseitigt werden, daß niemand mehr mit ihr in Berührung kommen kann. Waschen Sie auch Ihre Kleidung und die benutzten Tücher und Laken, die Sie dann aber wiederverwenden können.

Man könnte meinen, daß die Heilerde, wenn sie den Elementen wieder ausgesetzt wird, sich von diesen Giften befreit und ihre Heilkraft wiedererlangt. Das müßte jedoch erst untersucht und bewiesen werden. In jedem Fall würde das sehr viel Zeit in Anspruch nehmen. Außerdem ist Heilerde sehr billig, und keiner muß deshalb auf gebrauchte Heilerde zurückgreifen.

Wenn Sie Heilerde für eine langwierige und schwierige Behandlung benötigen, versuchen Sie, Heilerde günstig zu erwerben, z. B. in einem Steinbruch, in einer Ziegel- oder Keramikfabrik. Jedoch ist dieser in großen, feuchten Blöcken gehandelte Lehm nicht so leicht zu verarbeiten.

6.

Die Behandlung »moderner« Krankheiten

Dieser Teil des Buches, der die Anwendung von Heilerde bei bestimmten Krankheiten beschreibt, erhebt nicht den Anspruch auf Vollständigkeit. Lesen Sie dazu »Our Earth, Our Cure« von Raymond Dextreit. Ich konnte auf viele Krankheiten nicht eingehen, weil nicht bekannt ist, wer wann Heilerde eingenommen hat und weil auch keine Unterlagen darüber existieren. Es kann jedoch gut sein, daß auch andere Krankheiten als die hier benannten durch Heilerde geheilt worden sind. Das würde mich auch gar nicht wundern, ist Heilerde doch eine sehr vielseitig verwendbare Medizin; eine ganz besondere Bedeutung kommt dabei ihrer blutreinigenden Wirkung zu.

Es liegt also allein in der Entscheidung des Lesers, ob er Heilerde auch gegen andere Krankheiten benutzen will, wenn er der Meinung ist, sie könne ihm helfen. Ich rate jedoch dringend davon ab zu experimentieren, sondern vielmehr dazu, sich über ähnliche Krankheiten durch schriftliche Quellen zu informieren, auch über die Symptome und die besonderen Eigenschaften der betreffenden Krankheit. Ich möchte jedoch noch einmal betonen: Sollten Sie sich für die Heilerdebehandlung entscheiden, fangen Sie langsam damit an; wenden Sie sie nur über kurze Zeiträume an, egal, ob Sie sie nun trinken oder als Packung auflegen. Bei Bluthochdruck z. B. sollte Heilerde nur in kleinen Mengen getrunken werden, denn sie läßt den

Blutdruck zunächst ansteigen. In diesem speziellen Fall sollten Sie darauf achten, nicht zuviel Heilerde zu sich zu nehmen und nur das Heilerdewasser zu trinken. Ich habe versucht, die Anleitungen für die Behandlung der einzelnen Krankheiten knapp und präzis abzufassen, um das Buch verständlich und die Anwendung leicht zu machen. Interessiert sich der Leser für mehr Einzelheiten der jeweiligen Krankheit, empfehle ich das bereits erwähnte Buch »Our Earth, Our Cure«. Dieses Buch ist ganz besonders auch für Leser geeignet, die Interesse an vegetarischer Ernährung haben.

Der Leser sollte sich dessen bewußt sein, daß die hier beschriebenen Heilungen nicht nur durch Heilerde herbeigeführt worden sind. Heilerde hat jedoch zur Heilung beigetragen. Der Leser sollte zusätzlich andere Bücher über Heilungen, speziell auch über vegetarische Ernährung lesen; er wird dadurch noch mehr über ganzheitliche Heilung erfahren.

Mögen Sie, was Ihre und die Gesundheit anderer betrifft, stets eine gute Entscheidung fällen. Auf gute Gesundheit!

Abszesse und Geschwüre

Die Behandlung sollte unter anderem auch die Reinigung der Leber durch entsprechende Pflanzen mit sich bringen. Auch Darm, Niere und Harnblase sollten gereinigt werden.

Trinken Sie Heilerde jeden Morgen auf nüchternen Magen. Trinken Sie vor dem Mittagessen einen Kräutertee, der gut für Ihre Leber ist; vor dem Abendessen trinken Sie Kräutertees, die blutreinigend wirken. Nach dem Abendessen empfehle ich heißes Zitronenwasser (eine halbe Zitrone auf ein Glas Wasser).

Bevor Sie zu Bett gehen, können Sie einen Heilerdeumschlag auf die Leber legen.

Berühren Sie den kranken Körperteil so wenig wie möglich, da dies die Heilung verzögern könnte, die unter anderem davon abhängt, daß die Stelle ganz sauber ist.

Legen Sie Heilerdepackungen auf die kranke Stelle, und erneuern Sie sie, wenn sie Ihnen guttut, jede Stunde. Die Heilerde sollte zu einem weichen Brei angerührt werden, da sie sonst zu schnell trocknet. Packungen sind am wirksamsten; sie ziehen den Eiter aus dem Körper. Setzen Sie diese Behandlung fort, bis Sie starke Zugschmerzen verspüren. Dann sollten Sie jedoch damit aufhören und folgendermaßen fortfahren: Bereiten Sie eine aus abgekochten Zwiebeln bestehende Packung zu – und legen Sie diese auf – oder eine Kompresse, die Sie vorher mit Heilerdesalzwasserbrei (1 bis 2 Teelöffel Salz in wenig Wasser langsam zum Kochen bringen. Fügen Sie dann dieser Lösung genügend Heilerde zu, damit ein dikker Brei entsteht.) bestrichen haben. Diese Kompresse legen Sie sehr heiß auf die Haut, und zwar eine nachts und eine neue am folgenden Morgen. Die Kompressen sollten ohne größere Unterbrechungen aufliegen. Sie können auch durch Kräuterblätterumschläge ersetzt werden. Kochen Sie die ganzen Blätter in einer Mischung aus halb Wasser und halb Zitronensaft mehrere Stunden lang, und legen Sie diese dann auf.

Wenn der Abszeß schließlich »reif« ist, d. h. wenn der Eiter direkt unter der Hautoberfläche ist, legen Sie tagsüber Heilerdepackungen auf; nachts dagegen eine feuchte Kompresse (in Heilerdewasser getränkte Gaze). Bedecken Sie die Wunde auf keinen Fall mit einem luftundurchlässigen Stoff; empfehlenswert ist ein Kohlblatt, das die Feuchtigkeit bewahrt und luftdurchlässig ist. Bedecken Sie das Kohlblatt dann mit einem Nesseltuch.

Halten Sie die Stelle feucht, damit die Wunde offenbleibt und der Eiter abfließen kann.

Sie können der Narbenbildung dadurch vorbeugen, daß Sie mit der Heilerdebehandlung fortfahren, auch wenn das Geschwür oder der Abszeß bereits scheinbar verheilt ist. Legen Sie zwei bis vier Stunden lang großflächigere Packungen auf die Wunde. Zwischen den Packungen waschen Sie die Stelle mit ungekochtem Salzwasser (eine Handvoll Salz auf einen Liter Wasser).

Akne

Viele Menschen glauben, Akne sei ein Problem der Jugend, obwohl Menschen allen Alters unter ihr zu leiden haben. Bei älteren Menschen hat sie ein anderes Erscheinungsbild: Gelber oder grauer Schorf bedeckt Nase und Wangen. Bei allen Akneerkrankungen gilt es zunächst, die Darmfunktionen zu normalisieren, sofern Sie entweder unter Verstopfung leiden oder Ihr Stuhlgang zu hart, farblos oder zu dunkel ist.

Ein halbes Glas Heilerde, jeden Morgen auf nüchternen Magen getrunken, hilft Schadstoffe abzuführen.

Regen Sie die morgendliche Leberfunktion mit einer Mischung aus Olivenöl und Zitronensaft an (verrühren Sie einen Teelöffel Olivenöl mit einem Teelöffel Zitronensaft). Wechseln Sie zwischen dieser Mischung und dem Heilerdewasser wöchentlich ab.

Achten Sie auf Ihre Ernährung. Dies kann nicht oft genug gesagt werden. Essen Sie hauptsächlich Obst, Gemüse (am besten roh), getrocknete Früchte, Joghurt, Buttermilch und frische Eier (weichgekocht). Verwenden Sie Honig statt Zukker, aber sehr sparsam.

Allergien

Der Organismus ist angefüllt mit Schadstoffen. Deshalb ist die einzige Möglichkeit, eine Allergie dauerhaft zu heilen, diese Schadstoffe auszustoßen. Trinken Sie darum jeden Morgen ein halbes Glas flüssiger Heilerde. Heilerdepackungen am Abend auf der Leber sind außerdem sehr hilfreich.

Trinken Sie zweimal täglich heißes Zitronenwasser (eine halbe Zitrone auf ein Glas heißes Wasser). Wer Obstessig bevorzugt, trinkt heißes Obstessigwasser.

Alkalose (übermäßig basische Reaktion des Blutes)

Ein akutes Säuredefizit sowie ein Basenüberschuß im Blut führt zur Alkalose, d. h. zur Erhöhung des pH-Wertes, der sich jedoch von dem leicht basischen pH-Wert im Blut des gesunden Menschen sehr wohl unterscheidet.

Ein Mensch, der sich gesund und ausgewogen ernährt, hat einen leicht basischen pH-Wert des Blutes, der ihn vor den meisten ernsthaften Krankheiten schützt.

Die Alkalose ist gekennzeichnet durch einen Basenüberschuß, der den Austausch von Kalium und Natrium verhindert. Ein Mensch, der an Alkalose leidet, ist ganz besonders anfällig für Krankheiten, da Nerven, Muskeln und Organe ein Ausbreiten der Krankheit nicht verhindern können. Der normale Kalium- und Natriumaustausch hält den Körper in Alarmbereitschaft und bewahrt ihn somit vor Krankheit.

Zur Vorbeugung der Alkalose empfehle ich die Ernährung mit Obst, Gemüse und Körnern (Buchweizen, brauner Reis, Roggen, Hirse) sowie täglich ein Glas Heilerdewasser, vorzugsweise am Morgen. Ein Glas heißes Zitronenwasser ist zusätzlich zweimal täglich sehr zu empfehlen.

Anämie oder Blutarmut

Zum Verständnis der Anämie ist es wichtig, auf die verschiedenen Funktionen der Leber genauer einzugehen. Die Leber ist das Organ, das das Blut reinigt und es gleichzeitig mit lebensnotwendigen Elementen anreichert; sie leistet einen Beitrag zur Bildung der roten Blutkörperchen und reguliert den Eisengehalt im Blut.

Wenn jemand glaubt, Anämie mit Kalbsleber heilen zu können, so ist er einem Ammenmärchen erlegen; Kalbsleber enthält viele Schadstoffe, die der notwendigen Assimilation eher schaden.

Es ist ein weitverbreiteter Irrtum anzunehmen, man müsse sich von sogenannten »nahrhaften« Lebensmitteln (wie z. B. Fleisch) ernähren, in dem Glauben, daß diese dem Körper stärkende Kräfte zuführen.

Wenn ein Mensch unter Blutarmut leidet, heißt das, daß der ganze Organismus gestört ist. Man sollte in diesem Fall eine Ernährungsumstellung nur langsam vornehmen. Die sogenannten »nahrhaften« Lebensmittel richten auf jeden Fall Schaden an.

Trinken Sie statt dessen jeden Morgen flüssige Heilerde auf nüchternen Magen. Essen Sie viel rohes Gemüse und Körner.

Trinken Sie Kräutertees zur Anregung der Verdauung.

Arthritis

Arthritis bedeutet in den meisten Fällen eine Entzündung der Gelenke. Die Entzündung entsteht in den Knorpeln, wandert dann in die Knochen und kann möglicherweise auch zur Gelenkversteifung führen.

Die Krankheit entsteht durch zuviel Harnsäure im Blut, die

sich durch die Umwandlung von stickstoffhaltigen Nahrungsrückständen wie auch durch die Säureablagerungen in den Muskeln bildet. Dazu kommen Säuren, die das Blut direkt aus der Nahrung aufnimmt, wie z. B. aus Kaffee und Alkohol.

Die erste Maßnahme sollte die Nahrungsumstellung auf säurearme Speisen sein: keine Stärke, Zucker, Weißbrot, Fleisch etc. Trinken Sie viel Kräutertee, um die Leber und die Niere zu reinigen.

Legen Sie kalte Heilerdepackungen auf die am stärksten entzündeten Stellen. Die Dauer der Anwendung sollte mehrere Stunden betragen. Sehr wohltuend sind die Packungen, wenn Sie sich dabei hinlegen und entspannen.

Zahnbettentzündung

Zahnbettentzündung führt dazu, daß sich die Zähne lockern und dann, wenn sie keinen Halt mehr haben, ausfallen. Diese Lockerung ermöglicht es Nahrungsresten, sich zwischen dem Zahnbett und den Zahnwurzeln festzusetzen und Entzündungen durch schädliche Bazillen hervorzurufen.

Nur in den seltensten Fällen gelingt es, die gelockerten Zähne noch zu retten; zur Heilung sollte man Heilerde so anwenden:

Benutzen Sie nur noch Heilerdezahnpasta. Spülen Sie nach dem Zähneputzen mit salzigem Wasser oder einer Wasser-Zitronenmischung. Benutzen Sie eine mittelharte Zahnbürste. Putzen Sie kräftig in vertikaler Richtung vom Zahnfleisch zum Zahn hin. (Bürsten Sie niemals horizontal über die Zähne.) Machen Sie sich keine Sorgen, wenn das Zahnfleisch blutet. Wichtig ist das Massieren des Zahnfleisches.

Massieren Sie das Zahnfleisch nach dem Putzen mit dem

Daumen, und zwar das obere Zahnfleisch von oben nach unten und das untere Zahnfleisch von unten nach oben. Das Zahnfleisch wird dadurch gestärkt, und gleichzeitig entfernen Sie damit Essensreste zwischen Zahnfleisch und Zahnwurzeln. Massieren Sie Ihr Zahnfleisch auf diese Weise drei- bis viermal täglich (benutzen Sie dazu, wenn Sie möchten, Salz- oder Zitronenwasser). Machen Sie zusätzlich Mundspülungen mit Salzwasser (ein Teelöffel Seesalz auf ein Glas Wasser).

Lutschen Sie ein Heilerdekügelchen vor dem Zubettgehen.

Prellungen, Beulen und Stoßverletzungen

Prellungen, Beulen und Stoßverletzungen sollten immer behandelt werden, denn sie können durch Bänder- und Sehnenrisse oder verletzte Nerven entstanden sein.

Zur Heilung empfehle ich Umschläge mit kalter Heilerde, die ca. ein bis drei Zentimeter dick aufgetragen wird. Legen Sie diese zwei Stunden lang auf; kürzere Zeit nur dann, wenn die Heilerde heiß wird oder plötzlich trocknet.

Sie können mit der Heilerdebehandlung ohne Bedenken fortfahren, denn je länger Sie die Umschläge auflegen, desto schneller wird die Heilung eintreten. Auf jeden Fall sollten Sie die Behandlung weiterführen, bis Sie schmerzfrei sind.

Während der Nacht empfehle ich Heilerdekompressen, die in Heilerdewasser getränkt werden. Sie können diese Kompressen die ganze Nacht über aufliegen lassen.

Verbrennungen

Verbrennungen heilen besser und schneller mit Heilerde, als wenn man sie auf die herkömmliche Art behandelt, und besonders dann, wenn man Heilerde unverzüglich anwendet.

Legen Sie sofort kalte dicke Heilerdepackungen auf. Legen Sie Gaze zwischen Wunde und Erde. Entfernen Sie die Pakkung nach einer Stunde, lassen Sie jedoch die Gaze liegen, falls sie noch an der Wunde haftet. Im Falle schwerer Verbrennungen, wenn z. B. noch Kleidungsstücke an der Wunde kleben, lassen Sie diese auf der Wunde liegen und verfahren wie oben beschrieben. Die Heilerde sollte allerdings an einigen Stellen direkten Kontakt mit der Wunde haben.

Heilerde beugt einer Infektion vor und absorbiert alle Verunreinigungen und Fremdkörper, die sich in der Wunde festgesetzt haben. Sie nimmt auch die zerstörten Zellen auf und ermöglicht so die Zellerneuerung.

Erneuern Sie die Packungen Tag und Nacht, und zwar stündlich, bis sich neues Gewebe bildet. Dann können Sie dazu übergehen, nur noch drei- bis viermal täglich Packungen aufzulegen; die Dauer der Anwendung sollte mindestens zwei Stunden betragen. Setzen Sie die Behandlung so lange fort, bis sich das Gewebe völlig erneuert hat.

Bei Fuß- und Handverbrennungen empfehle ich, die verbrannten Stellen sofort in Heilerdepaste zu tauchen und so mindestens eine Stunde lang zu verharren. Bei schweren Körperverbrennungen ist es ratsam, sich sofort in eine große Wanne mit Heilerdewasser oder -paste zu legen. Achten Sie auch hier auf eine gesunde Ernährung.

Entzündungen des Ohrs

Bei Ohrentzündungen sollten Sie zunächst keine Nahrung zu sich nehmen, auch wenn das Fieber nicht sehr hoch ist. Nehmen Sie jedoch viel Flüssigkeit zu sich, um die inneren Organe zu reinigen. Trinken Sie harntreibende und abführende Tees und jeden Morgen auf nüchternen Magen Heilerdewasser; ich empfehle außerdem Zitronenwasser (eine ganze Zitrone auf ein Glas heißes Wasser) sowie Thymianaufgüsse etc.

Legen Sie drei Zentimeter dicke Heilerdepackungen auf den Nacken. Diese Packungen sollten von einem Ohr zum anderen reichen. Dextreit empfiehlt sogar, die Ohren mit zu bedecken; Sie sollten allerdings die Gehörgänge mit Watte schließen.

Legen Sie Heilerdepackungen drei- bis viermal täglich auf den Unterbauch. Sitzbäder empfehle ich außerdem, um die Blutzirkulation zu aktivieren. Sie sollten jedoch nur zwei bis fünf Minuten lang baden.

Einige Tropfen Zitronensaft ins Ohr geträufelt wirken oft Wunder. Verstopfen Sie danach das Ohr mit Watte.

Auch Nasenbäder in Heilerdewasser sind sehr empfehlenswert. Tauchen Sie die Nase in das Wasser; halten Sie ein Nasenloch zu, und ziehen Sie das Wasser durch das andere Nasenloch hoch; verfahren Sie genauso mit dem anderen Nasenloch. Machen Sie diese Nasenspülungen einmal täglich mehrere Tage lang.

Ekzeme

Behandelt man Ekzeme ausschließlich mit Hautsalben, so kann das zur Verschlechterung des Gesundheitszustandes des Patienten führen. Eine ausgewogene Ernährung ist Voraussetzung für die Heilung. Ich empfehle zusätzlich Kräutertees für die Leber.

Ein nässendes Ekzem läßt die Haut rot und feucht aussehen; wenn es abtrocknet, bildet sich Schorf, der zwar abfällt, sich aber an anderer Stelle erneut bildet.

Das trockene Ekzem ist rot und glänzt. Die Haut erneuert sich ständig durch das Absterben alter Hautzellen.

Ich empfehle die Einnahme von Heilerdewasser, und zwar eine Woche lang jeden Morgen; in der darauffolgenden Woche eine Olivenöl-Zitronenmischung (ein Teelöffel Olivenöl vermischt mit dem Saft einer Zitrone). Kurze kalte Sitzbäder regen die Blutzirkulation an.

Zusätzlich dazu legen Sie abends dicke Heilerdepackungen auf, einen Abend auf die Leber und den anderen Abend auf den Unterbauch. Befestigen Sie die Packung, und lassen Sie sie die Nacht über aufliegen.

Zur örtlichen Behandlung des Ekzems empfehle ich verschiedene Behandlungen. Im allgemeinen hilft beim trockenen Ekzem eine Mischung aus Olivenöl und Heilerde (zwei Eßlöffel Olivenöl, ein Eßlöffel Wasser und ein Eßlöffel Heilerde werden gut vermischt). Streichen Sie diese Paste auf die betroffenen Hautstellen, und bedecken Sie sie mit einem Tuch.

Das nässende Ekzem wird mit Heilerdepuder behandelt; das entzündete Ekzem dagegen mit einer dicken Heilerdepackung, die ca. zwei Stunden auf dieser Stelle bleibt.

Ein Ekzem, das die Haut rissig aussehen läßt, sollte mit einer speziellen Lotion aus einer Lösung von wilden Geranien (wilde Alaunwurzel) und Absinth behandelt werden; auf einen Liter kochenden Wassers je ein Eßlöffel Geranien und Absinth. Diese Lösung reinigt die Haut und trägt abgestorbene Hautteile ab. In hartnäckigen Fällen kann man sowohl die Lotion als auch die Heilerde-Ölmischung anwenden.

Ein entzündetes Ekzem wird mit folgender Lotion behandelt: Bringen Sie eine Handvoll Buchsbaumblätter in einem Liter Wasser zum Kochen, und lassen Sie dies 10 bis 15 Minuten köcheln. Diese Lotion wird abwechslend mit den Heilerdepackungen angewandt. Wenn der Hautausschlag mit Brennen, Jucken und Anschwellen verbunden ist, empfehle ich heiße Umschläge aus Holunderbeerblüten (vier, sechs oder acht Eßlöffel voll Holunderbeerblüten werden mit Vollkornmehl und Wasser zu einer dicken Paste angerührt). Erwärmen Sie die Paste im Wasserbad, und geben Sie sie dann auf einem Nesseltuch heiß auf die entzündete Stelle.

Diese Behandlung hat schon vielen geholfen. Eine vollständige Heilung kann jedoch nur durch die Aufarbeitung des zugrundeliegenden psychischen Problems erreicht werden.

Gebärmuttertumor

Diese Krankheit kann – wie viele andere auch – nicht allein dadurch geheilt werden, indem man die Symptome behandelt. Eine Grundvoraussetzung für die Heilung ist die gesunde Ernährung.

Zitrone beschleunigt die Ausscheidung kranker Substanzen und bindet brauchbare Elemente. Trinken Sie je nach Verträglichkeit den Saft von zwei bis sechs Zitronen täglich.

Heilerde besitzt auch hier eine erstaunliche Heilkraft. In flüssiger Form eingenommen, hat sie die gleiche Wirkung wie die Zitrone. Trinken Sie deshalb jeden Morgen nach dem Aufstehen ein halbes Glas flüssiger Heilerde. Äußerlich angewandt, bewirkt Heilerde in Verbindung mit anderen Naturheilmitteln und ausgewogener Ernährung Wunder.

Dextreit berichtet von einer Frau, die an einem Gebärmuttertumor litt, der zu übermäßigen Blutungen während der Menstruationsphase führte. Sie wurde mit Heilerde behandelt. Sie trank Heilerdewasser und legte außerdem Packungen auf ihren Unterleib. Nach dreimonatiger Behandlung lautete das Untersuchungsergebnis: »Die Gebärmutter ist so gesund wie die einer Zwanzigjährigen.« Die Patientin war damals fünfzig Jahre alt.

Eine andere Patientin litt unter einer Eierstockzyste; der sie behandelnde Gynäkologe hielt eine Operation für unvermeidlich. Eine viermonatige Heilerdebehandlung führte zu einer wesentlichen Verkleinerung der Zyste (sie schrumpfte auf die Größe eines Straußeneis), und die Patientin mußte nicht operiert werden. Die weitere Anwendung der Heilerdepackungen führte schließlich zur totalen Rückbildung der Zyste.

Etliche verblüffende Heilerfolge wurden schon wenige Wochen nach Behandlungsbeginn festgestellt. Dennoch muß hier betont werden, daß normalerweise Monate und manchmal sogar Jahre bis zur vollständigen Heilung vergehen, z. B. bei fasrigen, nichtblutenden Tumoren.

Während der ersten zwei Monate sollten Sie täglich eine Heilerdepackung auf den Unterleib legen und nur während der Menstruation diese Behandlung unterbrechen.

Die Heilerdepackung muß mindestens zwei Stunden aufliegen. Man kann sie auch die Nacht über aufliegen lassen, wenn sie den Schlaf nicht beeinträchtigt. Die Packung sollte mindestens 30 bis 40 Zentimeter groß und drei Zentimeter dick sein. Die Heilerde sollte direkt auf der Haut liegen (dekken Sie nur haarige Stellen mit einem Nesseltuch ab). Beginnen Sie mit kalten Packungen; nur wenn Sie sie ganz kalt nicht vertragen, sollten Sie die Packung etwas anwärmen.

Bei hohem Blutverlust machen Sie Scheidenspülungen mit einem Sud aus Eichenrinde (kochen Sie 12 Gramm Eichenrinde auf einem Liter Wasser ca. 10 bis 15 Minuten lang).

Plattfüße

Behandelt man Plattfüße nur mit orthopädischen Mitteln, kann dies unangenehme Folgen haben.

Eine gesunde Ernährung ist auch hier Voraussetzung für die Heilung. Ich empfehle Kräutertees wie Thymian-, Rosmarin-, Artischocken-, Löwenzahn-, Spargel- und Hirtentäscheltee.

Massieren Sie jeden Morgen den ganzen Fuß mit einer Mischung aus Kampferöl und gepreßtem Knoblauch (zwei Teile Kampferöl, ein Teil Knoblauch). Umwickeln Sie nachts den ganzen Fuß mit einem drei Zentimeter dicken Heilerdeumschlag. Die Erde wird sich am Fuß erwärmen, sollte dies nicht der Fall sein, erwärmen Sie die Erde vorher auf Zimmertemperatur, entweder im Wasserbad oder auf einem Heizkörper.

Knochenbrüche

Heilerde ist einem Gipsverband vorzuziehen. Sie erzielt in jedem Fall schnellere Heilerfolge und heilt außerdem die Folgekrankheiten eines Gipsverbandes.

Der Gipsverband hat eine ausschließlich passive Funktion – nämlich die Ruhigstellung des betreffenden Körperteils. Heilerde arbeitet; durch ihre gesunde Strahlung und die stark absorbierende Kraft unterstützt sie wirksam das Zusammenwachsen der Knochen.

Sie müssen den gebrochenen Knochen zuerst schienen. Im Falle eines komplizierten Bruchs sollte jedoch unbedingt ein Arzt hinzugezogen werden. Wenn ein Gipsverband unvermeidlich ist, bitten Sie darum, einige »Fenster« hineinzuschneiden, damit Sie die Heilerde auf diese Stellen auflegen können.

Legen Sie eine drei Zentimeter dicke, kalte oder lauwarme Packung auf die betreffenden Stellen. An den wunden Stellen sollten Sie die Heilerdepackung alle zwei Stunden wechseln. Ansonsten genügt es, sie zweimal wöchentlich zu erneuern. Rasieren Sie die Haare ab, oder legen Sie ein Nesseltuch zwischen Heilerde und Haut (wobei der direkte Kontakt immer vorzuziehen ist). Waschen Sie die Stelle zwischen den Anwendungen mit klarem Wasser ab. Verwenden Sie keine Seife und keinen Alkohol.

Kopfschmerzen

Gründe für Kopfschmerzen können schlechte Verdauung und die damit verbundene Selbstvergiftung durch den Darm sein. Nehmen Sie zur ersten Schmerzlinderung ein heißes Fußbad mit einer Mischung aus roten Weinblättern oder Senfmehl. Legen Sie dann eine Heilerdepackung ca. ein bis zwei Zentimeter dick auf die Stirn, und zwar bis zu anderthalb Stunden lang.

Legen Sie abwechslungsweise eine dickere Heilerdepakkung in den Nacken, und zwar mindestens eine Stunde lang. Diese Behandlung wirkt krampflösend.

Kopfschmerzen werden immer wieder auftreten, wenn Sie Ihre Eßgewohnheiten nicht ändern. Achten Sie immer auf eine gute Verdauung; wenn Sie unter akuter Verstopfung leiden, machen Sie einen Einlauf: Die Kopfschmerzen verschwinden dann fast augenblicklich.

Blutungen

Blutungen werden am besten mit Kälte behandelt. Legen Sie deshalb kalte Heilerdepackungen oder kalte Kompressen um die blutende Stelle herum. Bei Blutungen in der Gebärmutter legen Sie kalte Heilerdepackungen auf den Unterbauch; erneuern Sie sie alle zwei bis drei Stunden. Bei Nasenbluten legen Sie Heilerde in den Nacken; atmen Sie zusätzlich dazu Zitronensaft ein.

Bei Augenblutungen legen Sie die Heilerdepackung auf das geschlossene Auge. Die Packung sollte nicht einmal ein Zentimeter dick sein; bedecken Sie das Auge zuerst mit Gaze.

Bei allen auftretenden Blutungen sollten Sie Heilerdepakkungen anwenden, die groß genug sein müssen, um die Wunde gut zu bedecken.

Benutzen Sie Zitronensaft oder Salzwasser zur Desinfektion.

Leistenbruch

Die Chancen, einen Leistenbruch zu heilen, hängen davon ab, wie alt er ist. Dextreit schreibt dazu, daß ein ein- bis zweijähriger Bruch mit Heilerde geheilt werden kann, bei älteren könne man nur auf Heilung hoffen.

Legen Sie sich einen festen Verband zurecht, der stabil genug sein muß, um die Heilerdepackungen am Körper zu halten. Die Packungen sollten in jedem Fall kalt sein, ca. ein Zentimeter dick und etwas größer als die Bruchstelle. Bandagieren Sie die Stelle mit dem zurechtgelegten Verband zwei bis vier Stunden lang. Wenn es Ihnen nicht möglich ist, die Pakkung alle vier Stunden zu erneuern, nehmen Sie sie ab, und pressen Sie ein Baumwollkissen (das vorher vorbereitet wurde und das die gleiche Größe haben sollte wie die Pakkung) auf die Bruchstelle. *Die Bruchstelle muß immer gestützt werden, so lange, bis der Bruch völlig ausgeheilt ist.*

Massieren Sie morgens und abends die Stelle ganz leicht mit einer Mischung aus Olivenöl und zerstampftem Knoblauch. Nach Möglichkeit sollte diese Massage eine zweite Person machen, da der Patient unbedingt liegen muß.

Ohne Verband dürfen Sie sich nicht bewegen. Man sollte die Packungen und das Auflegen des Kissens so lange fortsetzen, bis der Leistenbruch endgültig ausgeheilt ist.

Hexenschuß

Wer an einem Hexenschuß leidet, ist gezwungen, sich hinzulegen und sich nicht mehr zu bewegen. Die Heilung ist langwierig, da die gerissenen Bänder erst wieder zusammenwachsen müssen. Es ist ratsam, Heilerdepackungen regelmäßig aufzulegen, da der Hexenschuß entweder durch eine gequetschte Bandscheibe zwischen dem vierten und fünften Lendenwirbel oder durch chronisches Rheuma der Wirbelsäule hervorgerufen werden kann.

Zusätzlich zur Heilerdebehandlung sollten Sie die Schmerzstelle mit einer Mischung aus Kampferöl und geriebenem Knoblauch einreiben, wobei das Öl so heiß sein soll, daß es gerade noch erträglich ist. Geben Sie zwei Teile Öl auf einen Teil Knoblauch. Verwenden Sie immer nur soviel Knoblauchöl, daß das Öl noch ganz von der Haut aufgesogen wird. Dann wiederholen Sie diesen Vorgang mehrere Male; falls nötig, erhitzen Sie das Öl noch mal.

Lymphgefäßentzündung

Die Entzündung der Lymphgefäße wird genauso behandelt wie Abszesse und Furunkel. Verfahren Sie wie bei jeder anderen Entzündung. Behandeln Sie die entzündete Stelle mit Heilerdepackungen, die zwei bis vier Stunden aufliegen sollten.

Mumps oder Ziegenpeter

Diese Entzündung der Speichel- und Ohrspeicheldrüsen hat Auswirkungen auf Hoden, Eierstöcke, Brustdrüsen, Bauchspeicheldrüsen und Schilddrüse.

Ernähren Sie sich ausschließlich vegetarisch. Essen Sie nur kleine Mengen. Trinken Sie jeden Morgen auf nüchternen Magen flüssige Heilerde und Kräutertees aus Salbei, Rosmarin und Thymian.

Das Kind muß nur dann, wenn es Fieber hat, im Bett bleiben. Bei Fieber sollte es jedoch nur aufstehen, um zwei- bis viermal täglich ein kaltes Sitzbad zu nehmen; die Dauer des Bades richtet sich nach der Fiebertemperatur. Bei Fieber sollte es keine feste Nahrung zu sich nehmen. Es ist empfehlenswert, ein Zentimeter dicke Heilerdepackungen abwechselnd auf Ohrspeichel- und Speicheldrüsen sowie Genitalien zu legen. Jede Packung sollte mindestens zwei Stunden lang aufgelegt werden.

Um einer möglichen Hirnhautentzündung vorzubeugen, setze man eine Art »Helm« aus Kohlblättern (drei bis vier Schichten) auf den Kopf des Kindes und bandagiere ihn. Nach jeweils acht Stunden muß der »Helm« erneuert werden.

(Schmerzhafte) Menstruationsbeschwerden

Bei zu starker, zu schwacher oder schmerzhafter Menstruation oder wenn das Blut Klümpchen, Schleim oder Hautstückchen enthält, sollte man jeden Abend vor dem Zubettgehen eine Heilerdepackung auf den Unterleib legen; wenn sie den Schlaf nicht stört, sollte sie dort die ganze Nacht liegen. Bei leichten Beschwerden empfehle ich Packungen auf den Unterleib zehn Tage lang vor Menstruationsbeginn; setzen Sie während der Menstruation aus, und machen Sie danach wieder weiter.

Es ist sehr wichtig, daß die Heilerdepackungen nur leicht erwärmt werden, da die Blutungen sonst zu stark werden. Dextreit empfiehlt, zur Behandlung von starken Blutungen frisch gepflückte Efeublätter auf die Packung zu legen. Erneuern Sie die Packungen tagsüber alle zwei bis drei Stunden. Und bei Nacht immer dann, wenn sie sich erwärmen. Eine gesunde Ernährung ist auch hier eine Voraussetzung zur Heilung. Kochen Sie einen Sud aus Ringelblume und Kapuzinerkresse (beide Pflanzen enthalten viele weibliche Hormone), den Sie zwei- bis dreimal täglich trinken. Auch Salbei eignet sich gut.

Schuppenflechte

Dextreit berichtet über Heilerfolge, die dadurch erzielt wurden, daß sich Menschen mit dieser Krankheit viel der Sonne aussetzten. In einigen Fällen verschlimmerte sich die Krankheit jedoch bei dieser Art der Behandlung. Sie ist für Menschen ungeeignet, die Sonne und Meerwasser schlecht vertragen.

Diejenigen, denen durch einen Meeraufenthalt geholfen wurde, rate ich, regelmäßig ans Meer zu fahren, um eine endgültige Heilung zu erzielen. Die richtige Ernährung spielt auch hier eine bedeutende Rolle.

Gürtelrose

Legen Sie schon beim ersten Auftreten von Pusteln und Schmerzen Heilerdepackungen auf. Zögern Sie nicht, auch wenn sich die Diagnose als falsch erweisen mag, denn mit Heilerde können Sie nichts falsch machen – sie hat wirklich nur heilende Wirkungen.

Erneuern Sie die Heilerdepackungen zu Beginn der Behandlung alle zwei bis drei Stunden. Später, wenn die Hautausschläge und Schmerzen zurückgegangen sind, brauchen Sie nur noch ein- bis zweimal täglich eine Packung aufzulegen. Hören Sie mit der Behandlung nicht abrupt auf, sondern setzen Sie sie noch mehrere Wochen lang fort, um sicherzugehen, daß die Gürtelrose vollständig ausgeheilt ist.

Wirbelsäulenprobleme

Raymond Dextreit schreibt dazu folgendes: »Wir haben viele Naturbehandlungen verschiedener Wirbelsäulenerkrankungen persönlich durchgeführt und festgestellt, daß diese den meisten Menschen geholfen haben. Viele, denen Ärzte ein Gipskorsett verschrieben haben, oder Patienten, die sich einer Operation oder totalen Ruhigstellung unterziehen mußten, sind mit Hilfe der Naturbehandlung schon nach einigen Monaten völlig geheilt worden.«

Stellen Sie Ihre Ernährung um. Essen Sie viel Gemüse. Man hat herausgefunden, daß alle Knochen- und Wirbelsäulenerkrankungen auf einem Mangel an Kieselsäure beruhen, die sich vor allem in den tieferen Schichten des Gemüses und im

Getreide befindet. Schachtelhalm enthält die meiste Kieselsäure und ist in Naturkostläden zu erhalten. Vermeiden Sie säurehaltige Nahrung, da sie die Knochenstruktur schwächt.

Zitrone enthält zwar Säure, gehört aber nicht zu den harnsäurebildenden Lebensmitteln, besonders, wenn man sie nicht im Übermaß zu sich nimmt. Man sollte auf sie beim Essen von Körnern, Brot und Stärke verzichten.

Jeden Morgen sollten Sie die Wirbelsäule nach allen Richtungen hin bewegen. Ich empfehle auch Spazierengehen, Fahrradfahren, Gärtnern etc. zur Stärkung der Wirbelsäule. Das alles muß aber vorsichtig und in Maßen geschehen, um die Wirbelsäule nicht unnötig zu strapazieren.

Dextreit betont jedoch, daß Heilerde in diesem Fall am wirksamsten ist. Er empfiehlt eine sechsmonatige tägliche Anwendung.

Dextreit beschreibt den Fall eines elfjährigen Jungen, der an einer Halsdrüsenentzündung sowie an einer Entkalkung der Wirbelsäule litt. Heilerdepackungen wurden auf Milz und Ganglien gelegt; der Junge trank zudem Heilerdewasser. Die Nervenknoten platzten einer nach dem anderen, und auch der Allgemeinzustand des Jungen verbesserte sich sichtlich. Die Behandlung des Jungen begann Ende Oktober, und im Frühjahr war er ganz geheilt.

Oft reicht es aus, Heilerdepackungen vor dem Zubettgehen aufzulegen und sie über Nacht wirken zu lassen. Die Packung sollte 1 bis 3 Zentimeter dick und 20 bis 25 Zentimeter groß sein. Falls Heilerde, kalt angewendet, nicht vertragen wird, was jedoch in diesem Fall das beste wäre, erwärmen Sie sie leicht in einem Wasserbad. Die Packung sollte sofort entfernt werden, wenn sie Kältegefühle beim Patienten erzeugt.

Rühren Sie die Heilerde so an, daß sich die Paste dem Körper anschmiegt. Sie sollte weder zu flüssig noch zu hart sein.

Wenn zwei Körperstellen gleichzeitig behandelt werden müssen (z. B. im Falle einer doppelten Rückgratverkrümmung oder Kyphose), sollte man einen Abend die eine Seite und am anderen Abend die andere behandeln.

Zusätzlich sollten Sie die erkrankten Körperteile jeden Abend mit einer Mischung aus zwei Teilen Kampferöl und einem Teil gehackten Knoblauch massieren. Beginnen Sie mit der Massage am unteren Lendenwirbel, und massieren Sie im Uhrzeigersinn langsam nach oben, wobei Sie auch den Rükken links und rechts von der Wirbelsäule mitmassieren. Als Massagezeit sind mindestens 10 bis 15 Minuten anzusetzen.

Der Patient sollte dabei seinen Rücken rund machen und ein Kissen unter den Bauch legen; dadurch erhöht sich die Tiefenwirkung der Massage. Legen Sie, nachdem Sie das Öl gründlich entfernt haben, eine Heilerdepackung auf.

Verrenkung, Verstauchung

Die einfachste und wirkungsvollste Behandlung ist, die verletzte Stelle 20 bis 30 Minunten lang unter einen kalten Wasserstrahl zu halten.

Legen Sie dann eine dicke Heilerdepackung auf, die erst nach drei bis vier Stunden wieder abgenommen wird. Wenn Sie kurz vor dem Zubettgehen eine Packung auflegen, kann diese die ganze Nacht über dort bleiben.

Zur Schmerzlinderung empfehle ich ab dem zweiten Tag heiße Salzwasserbäder. Baden Sie jeden Tag 15 bis 20 Minuten lang. Nach zwei bis drei Tagen der Behandlung mit Heilerde können Sie die verletzte Stelle mit der schon beschriebenen Mischung aus Olivenöl und Knoblauch massieren.

Darüber hinaus sollten Sie die verstauchte oder verrenkte Stelle, sooft Sie können, mit kaltem Wasser behandeln.

Krampfadern resultieren zumeist aus einer Verlangsamung der Blutzirkulation. Schlechte Blutzirkulation wird durch zu reichhaltiges und zerkochtes Essen, durch den Genuß von zu vielen verschiedenen Nahrungsmitteln zur gleichen Zeit und durch Rauchen begünstigt.

Nichts ist der Wiederherstellung einer guten Blutzirkulation so förderlich wie die vegetarische Ernährung. Der erkrankte Mensch sollte nach Möglichkeit rohes Gemüse und Obst essen; beides sind ausgezeichnete Blutverdünner. Ganz besonders geeignet ist Knoblauch, weil er Schwefelessenzen im Verdauungskanal freisetzt. Diese verbinden sich mit anderen Elementen, die durch den Verdauungsprozeß freigesetzt werden. Sie werden sofort durch das Blut absorbiert, das dadurch gereinigt und verdünnt wird. Auch die Gefäßwände werden gereinigt und desinfiziert. Voraussetzung für die Reinigung und Verdünnung des Blutes ist die Reinigung der Gefäße und damit die Wiederherstellung ihrer Dehnbarkeit. Nehmen Sie keine schädliche Nahrung zu sich, und stellen Sie das Rauchen ein, weil sich beides wie eine »Schmutzschicht« an den Innenseiten der Gefäße ablagert.

Essen Sie sowohl Vollkorn- (aber in Maßen) als auch Roggenbrot.

Ich empfehle eine drastische Reduzierung des Konsums von Käse und Trockenfrüchten, da beides sehr konzentrierte Nahrungsmittel sind. Nahrung sollte nicht mit zuviel Druck gekocht werden, weil das zur Konzentration führt.

Trinken Sie viele Kräutertees, die die Leberfunktion anregen und die Blutzirkulation stimulieren: Tees aus Wegerich, Haselnuß, Schafgarbe, Zypressenfrüchten und schwarzen Johannisbeerblättern.

Dextreit empfiehlt folgende Mischung aus Kräutern nach einer dreiwöchigen Kur mit Obst und Gemüse: 20 Gramm Weißdorn, 20 Gramm Ysop, 20 Gramm rote Traubenblätter, 20 Gramm Hirtentäschel, 20 Gramm Haselnuß, 20 Gramm Schafgarbe und 10 Gramm wilde Kamille. Bringen Sie einen halben Liter Wasser zum Kochen, fügen vier Eßlöffel dieser Kräutermischung hinzu und lassen das Ganze 15 Minuten ziehen.

Noch wirksamer ist die Mischung, wenn man sie über Nacht ziehen läßt. Trinken Sie den Tee tagsüber zwischen den Mahlzeiten.

Vermeiden Sie zu Beginn der Behandlung Packungen und Umschläge, denn Heilerde hat die Eigenschaft, alle Gifte des Körpers anzuziehen. Es ist deshalb wichtig, den Körper vor dieser zusätzlichen Belastung zu schützen. Verfrühte Anwendungen können eine Schwellung der entzündeten Stelle hervorrufen. Bei der späteren Heilerdebehandlung wickeln Sie rohe Kohlblätter um die Umschläge und noch später Wegerichblätter und wilden Knöterich.

Behandeln Sie große Krampfadern mit einer in Eichenrindensud getränkten Kompresse. Kochen Sie dazu 100 Gramm Eichenrinde kurz auf, und lassen Sie den Sud eine halbe Stunde lang köcheln.

Sobald sich ein Heilerfolg einstellt, behandeln Sie nur noch mit Heilerde. Bestreichen Sie den größten Teil des Beines mit kalter Heilerdepaste.

Wenn die Heilerdepaste nach ein bis anderthalb Stunden trocken ist, waschen Sie sie ab und wiederholen das Ganze. Vermeiden Sie heiße und dicke Umschläge, weil die Giftstoffe dadurch an die erkrankte Stelle geleitet würden. Die Umschläge sollten, um einen anhaltenden Heilerfolg zu erzielen, dünn sein und oft gewechselt werden. Nachts empfehle ich feuchte Kompressen, die in Wegerich- oder Eichenrindensud getränkt werden, oder aber einen dünnen Heilerdeumschlag, der mit Wegerich- oder Knöterichblättern abgedeckt wird.

Nehmen Sie, um den Kreislauf anzukurbeln, vor dem Zubettgehen und sofort nach dem Aufstehen kalte Sitzbäder.

Die Wanne sollte groß genug sein, daß Sie sich bequem hineinsetzen können. Die Füße sollten bei diesen Bädern nicht naß werden. Wenn sie anfänglich vor kalten Bädern zurückschrecken, beginnen Sie mit lauwarmem Wasser, das nur sechs Zentimeter hoch eingelassen wird. Senken Sie die Temperatur täglich um ein bis zwei Grad, bis das Wasser schließlich nicht wärmer als 18 Grad Celsius ist. Gleichzeitig füllen Sie täglich mehr Wasser ein, bis das Wasser fast bis unterhalb des Bauchnabels reicht. Der Körper darf dabei nicht unterkühlt werden, und der Raum, in dem Sie baden, sollte angenehm warm sein. Diese regelmäßigen kalten Sitzbäder tragen sehr zum Heilungsprozeß bei.

Wunden und Schnitte

Eine frische Wunde wird mit trockener Heilerde eingepudert und dann mit einer Packung bedeckt, die gut befestigt wird.

Die Packung sollte mindestens zwei Stunden auf der Wunde liegen, die anschließend mit Salz- oder Zitronenwasser abgewaschen und mit einer in Heilerdewasser getränkten Kompresse bedeckt wird.

Wenn die Gefahr einer Verschmutzung der Wunde besteht, werden die Packungen so lange angewandt, bis die Gefahr vorüber ist. Die Schmutzpartikel werden von der Heilerde absorbiert. In vielen Fällen wurden sogar Schmutzpartikelchen in der Wunde, die nicht durch einen operativen Eingriff entfernt werden konnten, durch Heilerde absorbiert.

Sobald es der Zustand der Wunde erlaubt, muß die Wunde der frischen Luft ausgesetzt werden, um den Heilungsprozeß zu beschleunigen. In einigen Fällen ist es notwendig, die Wunde mit einem trockenen Heilerdeumschlag vor Reibung oder sonstigem Kontakt zu schützen. Diese trockene Pakkung kann an der Haut klebenbleiben, und es ist möglicherweise schwierig, sie zu entfernen. Um dies zu vermeiden, rate ich zu folgender Vorgehensweise: Schälen Sie eine Zwiebel, und entfernen Sie die dünne Haut, die zwischen den Zwiebelschichten liegt. Dieses membranartige Häutchen schützt die Wunde und desinfiziert; legen Sie es direkt auf die Wunde. Tragen Sie dann erst die Heilerde auf und befestigen Sie sie.

Diese Vorgehensweise empfehle ich bei allen Arten von trockener Heilerdebehandlung wie z. B. bei Geschwüren und Wunden.

7.

Heilerde und Kosmetik

Die wertvollen Eigenschaften der Heilerde machen sie zu einer idealen Grundlage für Hautpflegeprodukte. Sie schließt die Poren, gibt der Haut eine natürliche Tönung und reguliert ihren Säurehaushalt. Obwohl Heilerde in ihrem Urzustand am wirksamsten ist, kann man sie mit anderen natürlichen Zutaten mischen. Man erhält dadurch gute Reinigungsmasken, Zahnpasten, Shampoos und sogar Seifen. Auf diese Weise können Sie ihre eigenen Hautpflegemittel herstellen; Sie können sie jedoch auch fertig zubereitet kaufen. Eine bekannte französische Kosmetikfirma hat die Wirksamkeit der Heilerde erkannt und eine Pflegeserie auf der Grundlage grüner Heilerde entwickelt. Diese Hautpflegeprodukte gibt es in Europa seit zehn Jahren, neuerdings werden sie auch in den Vereinigten Staaten angeboten.

Reinigungsmasken

Es ist ganz einfach, Heilerde als Schönheitsmittel für die Haut zu benutzen. Als Maske bewirkt sie eine höhere Sauerstoffzufuhr und Zirkulation der Haut, die Stärkung der Abwehrkräfte und ein leichtes Ansteigen der Körpertemperatur. Heilerde wirkt hier wie eine sanfte Massage. Zusätzlich wirkt sie, wie jedes andere Naturprodukt auch, ausgleichend und belebend.

Für die Maske stellen Sie folgende Paste her: Fügen Sie der Heilerde ein halbes Glas Wasser und ein halbes Glas Gurken-, Tomaten- oder Grapefruitsaft zu. Diese Paste tragen Sie nun dünn und gleichmäßig auf das ganze Gesicht, auf den Rücken oder auf andere zu fettige oder problematische Hautstellen auf. Halten Sie die Maske so lange wie möglich feucht, damit die Haut geschmeidig bleibt und nicht straff wird. Wenn die Maske trocken ist, spülen Sie sie ab.

Eine lindernde Maske wird folgendermaßen hergestellt: Verrühren Sie Heilerde mit Olivenöl; oder benutzen Sie die französische Maske, die aus einer Mischung aus reinem Olivenöl und Mandelblütenöl sowie Heilerde besteht.

Behandeln Sie Hautunreinheiten und aufgeplatzte Äderchen mit Heilerde. Die Heilerde wird über Nacht dick auf Pusteln und Pickel aufgetragen und erst am Morgen wieder abgewaschen.

Waschen Sie unreine, picklige, vernarbte oder angegriffene Haut mit Heilerdewasser, und zwar ohne Zusatz von Seife, und rubbeln Sie sie anschließend mit der Innenfläche einer Zitronenschale ab.

Augensäcke bilden sich mit Hilfe von Heilerdepackungen zurück oder verschwinden ganz. Sehr wirksam ist hier die zusätzliche Heilerdebehandlung von Herz- oder Nierenleiden; eines von beidem ist in der Regel für die Augensäcke verantwortlich.

Shampoos

Heilerde eignet sich wunderbar als Haarwaschmittel, da ihr pH-Wert dem der Haut ähnlich ist. Für fettiges Haar ist sie ganz besonders geeignet. Mischen Sie die Heilerde nur mit Wasser, und lassen Sie sie eine halbe Stunde lang einwirken; danach spülen Sie alles aus. Ein in Europa hergestelltes Shampoo enthält außerdem noch Olivenöl und pflanzliche Extrakte, um den natürlichen Glanz des Haares wiederherzustellen.

Zahnpasta

Die beste natürliche Zahnpasta, die es gibt, ist Heilerde oder eine Mischung aus Heilerde und Seesalz. Sie wirkt absorbierend und schleift die Zähne nicht ab. Sie entfernt Verfärbungen, Mundgeruch und verhindert Zahnfleischentzündungen.

Seife

Aus Heilerde, Olivenöl und Honig läßt sich eine wunderbare Seife herstellen. Sie befreit die Haut von tiefsitzendem Schmutz, wirkt desodorierend und ausgleichend für die Haut. Die beigefügten Zutaten tragen zur sanften und lindernden Wirkung zusätzlich bei, so daß sie als ausgezeichnetes Hautpflegeprodukt zu bezeichnen ist.

Heilerden

Es gibt verschiedene Arten von Heilerde. Raymond Dextreit empfiehlt im allgemeinen die grüne Heilerde als Trinkheilerde. Sie eignet sich jedoch außerdem hervorragend für Pakkungen und Umschläge. Sie ist in jedem Naturkostladen und in jeder Apotheke erhältlich.

Nochmals: *Grüne Heilerde* wird normalerweise zum Trinken verwendet, wie es französische und amerikanische Naturheilpraktiker empfehlen. Sie eignet sich jedoch auch für Packungen, Umschläge, Masken etc.

Rosafarbene Heilerde ist eine sehr sanft wirkende Heilerde und eignet sich wunderbar für tiefreinigende Masken, Körperpackungen und zur Beruhigung gereizter, geröteter Haut. Die Franzosen verwenden sie ebenfalls bei Pickeln und Pusteln.

Weiße Heilerde ist ein besonders feiner Puder. Sie eignet sich ausgezeichnet als Deodorant, gegen Schweißfüße und -hände sowie als Körper- und Popopuder für Babys.

8.

Tips für den Kauf

Der Einkauf von Naturprodukten ist heutzutage einfach geworden. Früher gab es wenige Naturkostläden, und die wenigen waren schlecht bestückt. Heute gibt es ein weitverzweigtes Netz von Naturkost- bzw. Bioläden.

Biologisch angebautes Gemüse gab es schon immer zu kaufen, wenn auch zu einem höheren Preis. Dazu ist zu sagen, daß biologisches Gemüse zwar etwas teurer ist als das »normale« vom Markt. Dafür ist es schmackhafter und gesünder. Ich habe außerdem die Beobachtung gemacht, daß man viel mehr Gemüse ißt, wenn der wirkliche Geschmack fehlt, man will sozusagen durch die Menge den ursprünglichen Geschmack »einfangen«.

Wenn Ihnen Gemüse, Obst und Körner aus den Naturkostläden zu teuer sind, empfehle ich Ihnen, sich mit Freunden oder Nachbarn zusammenzutun, eine Art Einkaufsgenossenschaft zu bilden und beim Großhändler einzukaufen – auf diese Weise sparen Sie eine Menge. Wenn Sie Körner in größerer Menge einkaufen, so lagern Sie sie bitte an einem kühlen Platz, sonst werden sie nach ein oder zwei Monaten ranzig und wurmig. Bewahren Sie sie gut verschlossen in Schraubgläsern oder Tongefäßen auf.

Man kann Heilerde in großen Mengen von einer Keramikfabrik beziehen. Diese Heilerde ist jedoch zur oralen Einnahme nicht geeignet, da sie zu grob ist.

Die oral einzunehmende Heilerde wie auch alle anderen Heilerdeprodukte erhalten Sie üblicherweise im Naturkostgroßhandel oder überall in Naturkostläden, teilweise auch in Reformhäusern oder Drogerien.

9.

Heilerde während der Schwangerschaft und nach Operationen

Schwangerschaft

Heilerde in Verbindung mit einer gesunden Ernährung läßt das Kind im Mutterleib wachsen und ist eine ausgezeichnete Vorbereitung auf die Geburt.

Sie sollten zwei bis drei Wochen lang täglich einen Teelöffel Heilerde zu sich nehmen.

Liegt das Kind falsch, legen Sie Heilerdepackungen auf den Bauch. Es ist in jedem Fall ratsam, während des letzten Schwangerschaftsmonates regelmäßig Heilerdepackungen aufzulegen. Legen Sie lauwarme Heilerdepackungen auf den Lendenbereich, wenn Sie Schmerzen haben.

Kalte Heilerdepackungen auf dem Bauch nach der Geburt wirken vorbeugend gegen mögliche später auftretende Komplikationen wie z. B. Infektionen. Sie sind auch das beste Mittel, die Nachgeburt vollständig zu entfernen. Auch um die Milchproduktion anzuregen, sollten Sie Heilerde trinken.

Beschwerden nach Operationen

Die Anwendung von Heilerdepackungen nach Operationen beugt möglichen Komplikationen vor und läßt zudem die Wunde schneller heilen. Die Heilerdepackungen müssen nicht unverzüglich nach der Operation aufgelegt werden, sondern erst ein bis zwei Monate später.

Beginnen Sie die Behandlung mit sehr dünnen Packungen von einem halben bis zu einem Zentimeter Dicke, die Sie zwei Stunden lang aufliegen lassen. Danach können Sie die Umschläge allmählich dicker machen.

Wenn die Packungen gut vertragen werden, nicht auseinanderfallen oder zu schnell trocken oder kalt werden, können sie über Nacht aufliegen. Legen Sie immer kalte Heilerdepakkungen auf. Nur wenn sie nach dem Auflegen nicht gleich heiß werden, sollten sie vorher erwärmt werden.

Anmerkung: Man kann nie vorhersagen, wie sich Heilerdebehandlungen auswirken, sie führen jedoch fast immer zu einer bemerkenswerten Verbesserung des Allgemeinzustandes, wenn nicht sogar zur vollständigen Heilung. Da also nichts zu befürchten ist, gibt es auch keinen Grund, nicht wenigstens den Versuch einer Behandlung mit Heilerde zu wagen, vielleicht sogar für längere Zeit.

Lassen Sie mich wiederholen: Wenn sich die Krankheit zunächst verschlimmert, muß dies kein Grund zur Besorgnis scin; dies kann ein Zeichen sein, daß die heilenden Kräfte der Erde einsetzen. Im Zweifelsfalle sollte man immer einen Arzt zu Rate ziehen.

Ich möchte auch noch einmal daran erinnern, vor der Heilerdebehandlung Ihren Körper durch abführende Tees, Obst- und Zitronensäfte, vegetarische Ernährung und Heilerdewasser von Giftstoffen zu befreien. Sie sollten sich so zehn Tage lang vorbereiten und erst dann mit der Heilerdebehandlung beginnen.

Für diejenigen, die noch nicht viel von Heilerde wissen, mögen meine Ausführungen sehr kühn klingen. Sie werden sich fragen, wie dieses einfache und billige Naturmittel Erde so viel bewirken kann: Wie kann sie z. B. einen Abszeß oder eine Zyste (auch innerlich) heilen, wie die falsche Lage des Fötus verändern, wie zerstörtes Gewebe wiederaufbauen? Wie ist das alles möglich? Wir wissen es auch nicht. Die Antworten auf diese Fragen sind im Vergleich zu ihrer Heilkraft von geringer Bedeutung. Wir müssen uns einfach von der Heilkraft der Erde überzeugen lassen, indem wir sie ausprobieren. Und soviel steht fest: Immer mehr Menschen wenden die Heilerdebehandlung jeden Tag mit guten Erfolgen an. Ist das nicht das Wichtigste überhaupt?